DE L'EMPLOI

DE LA

LIQUEUR DE VILLATE

DANS LE

TRAITEMENT DES AFFECTIONS CHIRURGICALES

ET EN PARTICULIER
DE LA CARIE, DU MAL PERFORANT DU PIED,
DES FISTULES CONSÉCUTIVES AUX ABCÈS FROIDS TUBERCULEUX DU TESTICULE,
AUX ABCÈS PRIMITIVEMENT CHAUDS DEVENUS INCURABLES,
AUX PLAIES D'ARMES A FEU,
A L'INFLAMMATION DES TUMEURS SYNOVIALES DE LA MAIN,
AUX KYSTES, AUX ABCÈS DES SINUS FRONTAUX,
DES FISTULES LACRYMALES, ETC.

PAR

LE Dr A. NOTTA

Chirurgien de l'hôpital de Lisieux, Lauréat de l'Académie impériale de médecine,
Membre correspondant de la Société de chirurgie de Paris,
de la Société anatomique et de la Société médicale d'observation, etc.

OUVRAGE RÉCOMPENSÉ PAR L'ACADÉMIE IMPÉRIALE DE MÉDECINE
Prix Barbier, 1866.

PARIS

J.-B. BAILLIÈRE ET FILS

LIBRAIRES DE L'ACADÉMIE IMPÉRIALE DE MÉDECINE
rue Hautefeuille, 19, près le boulevard Saint-Germain

LONDRES	MADRID
HIPP. BAILLIÈRE	C. BAILLY-BAILLIÈRE

1869

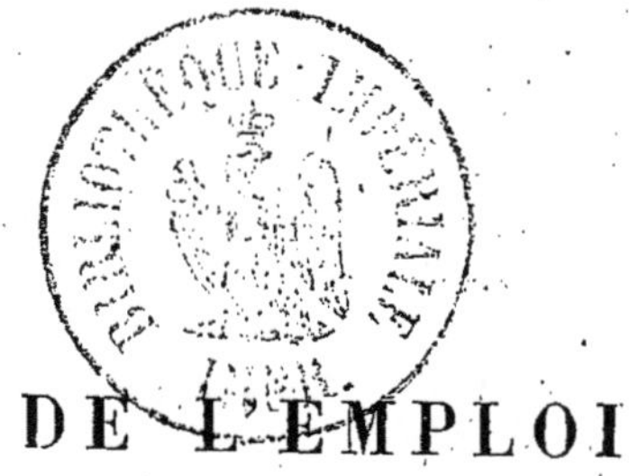

DE L'EMPLOI

DE LA

LIQUEUR DE VILLATE

DANS

LE TRAITEMENT DES AFFECTIONS CHIRURGICALES

PRINCIPALES PUBLICATIONS DE M. NOTTA

———

Recherches sur la cicatrisation des artères à la suite de leur ligature, sur
la production des hémorrhagies artérielles secondaires et sur leur traitement. Thèse de doctorat. Paris, 1850, in-4°.

Mémoire sur le traitement des névralgies par la cautérisation transcurrente.
(L'*Union médicale*, 1847.)

Mémoire sur les lésions fonctionnelles qui sont sous la dépendance des névralgies idiopathiques. (*Archives de médecine*, n°⁵ de juillet 1854 et
suivants.)

Mémoire sur le développement d'un son clair comme métallique dans le
cours des épanchements pleurétiques. (*Archives de médecine*, avril 1850.)

Mémoire sur la rétraction musculaire syphilitique. (*Archives de médecine*,
novembre 1850.)

Mémoire sur l'hérédité de la syphilis. (*Archives de médecine*, mars 1860.)

Études cliniques sur l'uréthrotomie. (L'*Union médicale*, février 1856.)

Mémoire sur une affection particulière des gaînes tendineuses de la main,
non encore décrite. (*Archives de médecine*, oct. 1850.)

Mémoire sur la cicatrisation des artères et sur le procédé de ligature qui
expose *le moins* aux hémorrhagies consécutives. (*Mémoires de la Société
de chirurgie*, t. IV.)

Mémoire sur l'oblitération des artères ombilicales et sur l'artérite ombili-
cale. (*Mémoires de l'Académie impériale de médecine*, Paris, 1855,
t. XXIX.)

Mémoire sur la cautérisation transcurrente dans le traitement des tumeurs
blanches. (*Archives de médecine*, décembre 1857.)

———

IMPRIMERIE L. TOINON ET Cᵉ, A SAINT-GERMAIN.

DE L'EMPLOI

DE LA

LIQUEUR DE VILLATE

DANS LE

TRAITEMENT DES AFFECTIONS CHIRURGICALES

ET EN PARTICULIER

DE LA CARIE, DU MAL PERFORANT DU PIED,
DES FISTULES CONSÉCUTIVES AUX ABCÈS FROIDS TUBERCULEUX DU TESTICULE,
AUX ABCÈS PRIMITIVEMENT CHAUDS DEVENUS INCURABLES,
AUX PLAIES D'ARMES A FEU,
A L'INFLAMMATION DES TUMEURS SYNOVIALES DE LA MAIN,
AUX KYSTES, AUX ABCÈS DES SINUS FRONTAUX,
DES FISTULES LACRYMALES, ETC.

PAR

LE Dr A. NOTTA

Chirurgien de l'hôpital de Lisieux, Lauréat de l'Académie impériale de médecine.
Membre correspondant de la Société de chirurgie de Paris,
de là Société anatomique et de la Société médicale d'observation, etc.

OUVRAGE RÉCOMPENSÉ PAR L'ACADÉMIE IMPÉRIALE DE MÉDECINE
Prix Barbier, 1866.

PARIS

J.-B. BAILLIÈRE ET FILS

LIBRAIRES DE L'ACADÉMIE IMPÉRIALE DE MÉDECINE
rue Hautefeuille, 19, près le boulevard Saint-Germain

LONDRES | MADRID
HIPP. BAILLIÈRE | C. BAILLY-BAILLIÈRE

1869

A MONSIEUR A. NÉLATON

SÉNATEUR,
MEMBRE DE L'INSTITUT (ACADÉMIE DES SCIENCES)
DE L'ACADÉMIE IMPÉRIALE DE MÉDECINE, CHIRURGIEN DE L'EMPEREUR,
PROFESSEUR HONORAIRE DE LA FACULTÉ DE MÉDECINE

TÉMOIGNAGE DE RECONNAISSANCE

ET DE VIVE AFFECTION

A. NOTTA.

AVANT-PROPOS

———

L'introduction de la liqueur de Villate dans la thérapeutique chirurgicale, est d'origine toute récente. Un vétérinaire fort habile, M. Corbière, de Lisieux, nous ayant appris qu'à l'aide de cette liqueur il guérissait journellement des caries des os et des tendons chez les animaux, nous eûmes l'idée d'en faire l'essai chez l'homme, et au mois de mars 1863, nous avions réuni six observations [1]. Nous fîmes part en même temps, à M. Nélaton, des résultats que nous avions obtenus, et il voulut bien essayer ce nouveau médicament dans son immense pratique. Les remarquables succès qu'il obtint vinrent confirmer ceux que nous continuions d'observer, et nous publiâmes, en 1866 [2], deux nouveaux Mémoires, qui, affirmant les espérances que nous avions conçues dès le début, nous ont valu l'honneur d'une distinction académique [3]. Plusieurs observations rapportées, dans divers

———

[1] *Union médicale*, 3 et 5 mars 1863.

[2] *Union médicale*, 1866.

[3] Concours pour le prix Barbier. Une somme de 3,000 fr. est accordée, à titre de récompense, à M. le Dr Notta, pour son travail intitulé : *Nouvelles recherches sur l'emploi de la liqueur de Villate*, Bulletin de l'Académie de Médecine, séance du 11 décembre 1866.

recueils périodiques, vulgarisèrent ce médicament. Cependant certaines objections se produisirent ; on publia des faits malheureux, en petit nombre il est vrai, et imputables plutôt à l'inexpérience des chirurgiens qu'à la liqueur de Villate elle-même. Il devenait dès lors indispensable de présenter tous ces faits dans leur ensemble, de les coordonner, de les discuter, et de venir dire aux chirurgiens : Voici ce que peut donner la liqueur de Villate. En un mot, il nous a semblé que le moment était venu de faire un traité de l'emploi de la liqueur de Villate. Que l'on me pardonne cette expression trop ambitieuse, mais que j'emploie parce qu'elle résume toute ma pensée. Cette publication répond, d'ailleurs, à un besoin qui nous a été déjà plusieurs fois signalé par des confrères qui désiraient savoir où ils pourraient trouver la formule de la liqueur de Villate et la manière de l'employer. Tout le monde, en effet, n'a pas le temps de faire des recherches bibliographiques, et n'en a pas tous les éléments sous la main. Souvent, d'ailleurs, dans un journal on trouvera une analyse capable de donner une idée des résultats obtenus, mais insuffisante si on veut appliquer soi-même le médicament préconisé. Ces diverses considérations nous ont déterminé à entreprendre le travail que nous livrons aujourd'hui à la publicité.

Nous y avons réuni les différents Mémoires que nous avons publiés sur ce sujet, en y ajoutant de nouvelles observations, dont les unes ont été recueillies par nous, et les autres par plusieurs de nos confrères, que nous ne saurions trop remercier ici de leur empressement à nous les communiquer. Ces dernières sont pour nous les plus précieuses. En effet, confirmant les résultats que nous avons obtenus nous-même, l'autorité de leurs auteurs vient donner un grand poids à nos assertions; quelques-unes d'entre elles, même, ont été recueillies dans les hôpitaux de Paris et ont déjà subi le contrôle des chefs de service et des nombreux élèves qui suivaient leur visite.

Tels sont les matériaux avec lesquels nous avons cherché à faire connaître, aussi complétement que possible, toutes les ressources que la liqueur de Villate peut fournir à la thérapeutique chirurgicale.

Lisieux, décembre 1868.

A. NOTTA.

DE L'EMPLOI

DE LA

LIQUEUR DE VILLATE

DANS

LE TRAITEMENT DES AFFECTIONS CHIRURGICALES

CHAPITRE PREMIER

HISTORIQUE
FORMULE DE LA LIQUEUR DE VILLATE

Les premières données sur la liqueur de Villate datent de 1829. Ce fut au mois de janvier que Villate publia pour la première fois [1] les succès obtenus par son mélange dans le traitement des plaies fistuleuses du garrot avec carie des os et des ligaments.

Trois ans plus tard (1831), Moiroud [2] donne la formule de la *mixture astringente et escharotique* de M. Villate; puis il ajoute :

« J'ai été plusieurs fois à même d'en constater les salutaires effets sur des caries osseuses et ligamen-

---

[1] *Recueil de médecine vétérinaire.*

[2] MOIROUD. *Traité de matière médicale et de pharmacologie vétérinaire.*

teuses. J'ai remarqué qu'elle hâtait l'exfoliation des parties nécrosées ou cariées, qu'elle donnait un plus bel aspect aux surfaces livides et blafardes, et qu'elle tendait à tarir certaines exhalations morbides, comme celles qui accompagnent les eaux aux jambes. »

Dix années s'écoulèrent sans qu'il fût de nouveau question de ce médicament. Quelques praticiens l'employèrent avec plus ou moins de succès, mais isolément et sans publier les résultats de leurs observations.

Renault[1] constate tous les moyens employés jusque-là pour combattre cette redoutable affection : il dit les insuccès des divers caustiques, et conclut à la nécessité de la grave et délicate opération du javart, dont il décrit minutieusement tous les détails.

Jusqu'en 1842, cette opération fut très-fréquemment pratiquée ; mais à partir de cette époque, après la publication de quelques bonnes observations d'injections de liqueur de Villate dans les fistules résultant de carie du fibro-cartilage de l'os du pied (*javart cartilagineux*), elle fut presque complétement abandonnée, et aujourd'hui elle n'existe plus qu'à l'état de souvenir.

Ainsi de 1842 date la connaissance exacte et l'emploi général de cette liqueur. Le privilége qu'elle donnait à quelques praticiens renommés par leurs succès et par la rapidité des guérisons obtenues devint la propriété de tous.

Non-seulement les vétérinaires l'ont employée dans

[1] RENAULT. *Traité du javart cartilagineux*, 1832.

les décollements, les fistules, les caries de toute nature, mais ils ont encore étendu son usage aux sécrétions anormales, aux catarrhes auriculaires, aux gales anciennes; ils ont toujours constaté que les résultats étaient d'autant plus certains et d'autant plus beaux que l'affection était plus éloignée de son début, qu'elle présentait les caractères les plus accentués de chronicité.

Ils en continuent l'emploi jusqu'à complète et absolue guérison; et toutes réserves faites sur l'intelligence du praticien, sur l'opportunité du moment où il faut commencer, sur la nécessité de pratiquer des ouvertures ou des débridements dans les cas d'exfoliation ou d'esquilles trop volumineuses, ils sont unanimes à reconnaître la supériorité de la liqueur de Villate sur tous les autres agents thérapeutiques connus, et aujourd'hui ils ne comptent plus les magnifiques guérisons qu'ils lui doivent.

Ces quelques lignes suffisent pour faire comprendre l'importance de ce médicament en médecine vétérinaire. Grâce à lui, des opérations graves, délicates, parfois suivies d'insuccès, sont remplacées par une injection, par un pansement facile à faire, à la portée de tous les praticiens.

J'espère démontrer que la liqueur de Villate est appelée à rendre chez l'homme les mêmes services et à remplacer même certaines opérations dont le succès était tellement douteux qu'elles n'étaient guère pratiquées par les chirurgiens prudents.

Mais avant toute chose, nous devons faire connaître la préparation de ce médicament. La formule que nous employons est celle que Moiroud [1] désigne sous le nom de *mixture astringente et escharotique de M. Villate*, dénomination que nous retrouvons dans la plupart des formulaires qui lui sont postérieurs. Voici cette formule :

Sous-acétate de plomb liquide . . .   30 gram.
Sulfate de cuivre cristallisé. . . . ⎫
Sulfate de zinc cristallisé. . . . . ⎬ *aa* 15 gram.
Vinaigre de vin blanc. . . . . . .   200 gram.

faites dissoudre les sels dans le vinaigre et ajoutez peu à peu le sous-acétate de plomb. Agiter avant de s'en servir.

Un certain nombre d'auteurs, parmi lesquels nous citerons Bouchardat [2], Tabourin [3], Dorvault [4], donnent une formule un peu différente : la proportion du sous-acétate de plomb et des sels est la même, mais celle du vinaigre est plus considérable ; au lieu de 200 grammes, elle est de 250.

Cependant Dorvault, en 1867 [5], revient à la formule que nous avons donnée d'après Moiroud. Nous ferons remarquer que celle-là seule ayant été employée dans les nombreuses observations qui suivent et nous ayant donné les résultats les plus satisfaisants, nous

1 MOIROUD. *Traité de matière médicale et de pharmacologie vétérinaire*, 1831.

2 BOUCHARDAT. *Formulaire vétérinaire*, 2ᵉ édit. 1862.

3 TABOURIN. *Nouveau traité de matière médicale et vétérinaire*, 1865.

4 DORVAULT. *Officine*, 1865.

5 *Septième édition*, 1867.

la recommandons aux chirurgiens qui voudraient y avoir recours, et nous les engageons à la formuler, afin d'avoir un médicament toujours identique.

Il est très-important que cette préparation soit faite comme nous venons de l'indiquer. Il arrive souvent que les pharmaciens remplacent le vinaigre de vin blanc par le vinaigre de bois ou acide pyroligneux. On a alors une liqueur d'une causticité beaucoup plus grande et bien plus péniblement supportée par les malades. Il est facile, à première vue, de distinguer ces deux liqueurs : celle pour laquelle on a employé l'acide pyroligneux, une fois reposée, a une coloration bleue ; celle qui est préparée avec le vinaigre de vin est verte avec un léger reflet bleuâtre. Cette distinction est capitale ; car c'est probablement pour s'être servi de la liqueur de Villate, préparée avec l'acide pyroligneux, que plusieurs chirurgiens accusent ce médicament de déterminer des douleurs excessives et des phénomènes d'irritation et d'inflammation très-graves. Ce qu'il y a de certain, c'est que si vous employez les deux liqueurs chez le même malade, il établira entre elles une grande différence ; aussi n'hésitons-nous pas à bannir de la thérapeutique chirurgicale la liqueur préparée avec l'acide pyroligneux, et nous y sommes d'autant plus autorisé qu'elle ne paraît pas avoir une action supérieure à celle préparée avec le vinaigre de vin.

CHAPITRE II

MODE D'EMPLOI DE LA LIQUEUR DE VILLATE

Douée d'une grande énergie, la liqueur de Villate doit être employée avec prudence; mais l'expérience nous a démontré qu'en ne s'écartant pas de certaines règles que nous allons indiquer, on peut être assuré de ne jamais voir se produire d'accidents.

Le plus souvent on s'en sert en injections dans les trajets fistuleux plus ou moins étendus. Cependant l'injection peut être remplacée par une mèche de charpie imbibée de liqueur, lorsque la plaie est peu profonde, remplie de fongosités, ou bien que la lésion osseuse est facilement accessible. Je n'insiste pas sur ces détails qu'il suffit de mentionner.

Nous faisons une injection dans les trajets fistuleux pendant deux, trois, quatre ou cinq jours de suite, suivant le degré d'inflammation obtenu, pour laisser ensuite reposer le malade un laps de temps égal. Cette manière de procéder, bonne chez un grand nombre de sujets, devient insuffisante pour les cas rebelles; et lorsqu'on a affaire à ces derniers, on ne doit pas hésiter à pratiquer, comme les vétérinaires, une injection tous les jours et ne pas craindre de continuer pendant des mois, s'il y a lieu. Toutefois, dans certains cas, soit que l'on craigne une réaction trop vive, soit que l'on emploie la liqueur de Villate dans des trajets fistuleux situés dans le voisinage d'organes très-délicats et capables de s'enflammer facilement comme le péritoine, soit que l'on ait affaire à des décollements considérables, il est bon de commencer par quelques injections de liqueur plus ou moins étendues d'eau (moitié ou trois quarts d'eau); puis, après avoir tâté, pour ainsi dire, la susceptibilité des parties malades, et après s'être assuré que l'inflammation ne peut pas devenir compromettante, on arrive graduellement à employer la liqueur pure, comme il vient d'être dit précédemment. Nous avons procédé de cette façon dans plusieurs circonstances et particulièrement dans un cas de fistule consécutive à un abcès développé en arrière du globe oculaire, et notre malade est arrivé très-promptement à supporter la liqueur pure. Dans d'autres cas, on est obligé, pendant toute la durée du traitement, de n'employer que la liqueur mitigée par une plus ou moins grande quantité d'eau.

On peut établir comme règle générale qu'il faut suspendre l'injection quand on voit les accidents inflammatoires dépasser une certaine limite et devenir trop intenses.

S'il est utile de dilater préalablement les trajets sinueux et très-étroits, et de bien s'assurer que la liqueur pénètre jusqu'aux parties les plus profondes, d'un autre côté il faut veiller avec soin à ce que la liqueur de Villate ne séjourne pas en quantité notable dans les clapiers; c'est là un point capital sur lequel nous ne saurions trop appeler l'attention. Outre l'éventualité possible d'une inflammation suraiguë, la rétention de la liqueur de Villate dans les trajets fistuleux peut devenir le point de départ de douleurs insupportables et amener des accidents. Le chirurgien doit donc prendre ses précautions ; or, rien de plus simple : il faut préalablement dilater les trajets fistuleux, établir, s'il est nécessaire, des contre-ouvertures, placer des drains ; on peut, du reste, commencer par des injections de teinture d'iode ou de vin aromatique, qui permettent d'apprécier la manière dont elles se comportent. D'ailleurs, presque toujours, ainsi que nous le verrons, on a eu recours à de nombreuses injections irritantes avant de s'adresser à la liqueur de Villate ; on sait donc à quoi s'en tenir sur le plus ou moins de facilité avec laquelle elles ressortent.

Que l'on ne perde pas de vue ces diverses indications sur lesquelles nous aurons l'occasion de revenir, en étudiant les faits, mais que nous tenions à présenter tout d'abord dans leur ensemble, d'une manière générale, et l'on peut être certain que l'on n'aura jamais d'accidents, mais bien des guérisons là où tous les autres agents thérapeutiques avaient échoué.

La liqueur de Villate s'emploie dans le traitement des caries, des fistules qui reconnaissent pour cause les affections les plus variées, mais qui toutes présentent ce caractère commun d'être chroniques, rebelles et souvent incurables. Nous croyons devoir insister de suite sur ce point qui recevra sa démonstration dans le cours de ce travail ; mais son importance est telle qu'on ne saurait trop le répéter. Plus l'affection s'éloigne du début, plus sa chronicité se prononce, plus le résultat est satisfaisant.

Nous allons étudier successivement ces diverses affections, et, chemin faisant, nous ferons connaître les particularités que peut présenter l'application de la liqueur de Villate.

CHAPITRE III

AFFECTIONS DES OS — CARIES
ABCÈS PAR CONGESTION

Parmi les affections des os, une des plus rebelles à la thérapeutique est sans contredit la carie en général et la carie des côtes en particulier. On hésite avec raison à faire une opération toujours plus ou moins grave pour guérir une maladie qui en définitive ne fait pas mourir. M. Nélaton, dont on ne saurait mettre en doute l'habileté, a renoncé à cette opération qu'il considère comme le plus souvent inefficace quand elle n'est pas dangereuse. D'un autre côté, les traitements généraux les mieux entendus et les injections iodées ne donnent souvent aucun résultat, et cela est si vrai, que dans l'ouvrage si complet d'ailleurs de M. Boinet [1], où il cite de nombreuses observations d'abcès par congestion déterminés par une

---

1. BOINET. *Iodothérapie*, 2ᵉ édition.

altération osseuse et guéris par l'injection iodée, il ne nous donne pas un seul exemple de carie des côtes; c'est qu'en effet, tout en reconnaissant l'utilité de l'iode dans cette affection, nous avons pu souvent nous convaincre de son peu d'efficacité. Les observations suivantes donnent la mesure de l'action de la liqueur de Villate dans ces maladies si rebelles.

OBSERVATION Ire. — *Carie de la septième côte datant d'un an.* — *Guérison en un mois.* — Hémile, âgé de quarante-quatre ans, blanchisseur de fil, entré dans mon service à l'hôpital de Lisieux, le 26 août 1858. Cet homme a toujours joui d'une bonne santé. Il n'a jamais eu d'affections rhumatismales ou syphilitiques. Il n'a jamais demeuré dans une maison humide, et aujourd'hui il habite une chambre au premier, bien sèche et bien aérée.

Au mois d'août 1857, il vint me consulter pour un abcès froid situé à l'extrémité antérieure de la septième côte du côté gauche. Le début de cet abcès remontait à trois mois, et il s'était développé insensiblement sans qu'il y ait eu de coup porté dans cette région, en un mot, sans cause appréciable. Depuis quelques jours, cet abcès était devenu douloureux et l'empêchait de travailler. Je prévins le malade qu'il faudrait l'ouvrir et je prescrivis par jour un gramme d'iodure de potassium à l'intérieur.

La tumeur s'ouvrit spontanément au commencement d'octobre, il en sortit du pus mal lié, séreux, et du sang. Le malade resta un an sans autre traitement que l'iodure de potassium à l'intérieur. Une fistule s'établit à la place de l'abcès, et des douleurs intenses sur le trajet de la côte l'empêchèrent de travailler. N'éprouvant aucune amélioration, il entra à l'hôpital le 26 août 1858.

Si l'on introduit un stylet dans la fistule, il rencontre des parcelles osseuses, puis il se dirige obliquement en suivant la côte, vers le cartilage costal correspondant jusqu'à une profondeur de cinq centimètres. Dans ce trajet le stylet donne, à plusieurs reprises, la sensation particulière de crépitation lorsqu'il pénètre le tissu osseux ramolli. Cette exploration détermine un écoulement de sang. La suppuration est peu abondante. Pendant les huit premiers jours, je laisse le malade sans traitement, puis pendant sept jours consécutifs, je pratique tous les matins une injection avec la mixture de Villate.

Afin que l'injection pénètre bien jusqu'au fond de la fistule, j'emploie la canule d'un petit trocart explorateur, que j'introduis préalablement jusqu'au fond du trajet.

Cette injection cause de vives douleurs pendant une heure et amène une inflammation intense. La suppuration devient abondante. On applique des cataplasmes lorsque l'inflammation devient trop vive.

A partir de la septième injection, le malade resta sans traitement et au bout de vingt jours, la fistule était complétement cicatrisée.

Huit jours après la guérison, un petit abcès gros comme un pois se forma vers l'extrémité inférieure du sternum ; j'en pratiquai l'ouverture et il ne tarda pas à se cicatriser.

Depuis cette époque, j'ai tous les jours l'occasion de voir ce malade et il n'a pas eu la moindre récidive.

Nous avions ici affaire à une carie datant d'un an qui avait résisté à l'usage de l'iodure de potassium pris à l'intérieur et qui évidemment n'avait aucune tendance à se guérir. Or, vingt jours après la septième injection, ce qui représente une durée de traitement d'un mois, le malade était guéri d'une façon définitive.

La guérison, pour n'avoir pas été aussi rapide dans l'observation suivante, n'en est pas moins remarquable.

OBSERVATION IIe. — *Carie de la sixième côte datant d'un an. Guérison en quatre mois et demi.*— Levert, âgé de 27 ans, tailleur de pierres, a toutes les apparences d'une robuste constitution. Il n'a pas au cou de cicatrices de scrofules. Il n'a jamais eu d'autre maladie qu'une pleurésie du côté droit, il y a dix huit mois ; elle fut traitée pendant trois mois, par l'application successive de neuf vésicatoires. Il n'en reste aujourd'hui aucune trace à l'auscultation et à la percussion.

Il y a quatre ans, cet homme reçut dans le côté droit de la poitrine un coup de levier. Il survint du gonflement qui se dissipa au bout de quelques jours et depuis il n'a rien ressenti de ce côté.

Il y a un an environ, au commencement de décembre 1859, sans cause appréciable, entre le mamelon droit et le bord correspondant du sternum se développe une petite tumeur indolente qui se ramollit peu à peu et au bout d'un mois un médecin en pratique l'ouverture. Il en sort du pus. Quelque temps après une nouvelle tumeur se forme au-dessus de la précédente et s'ouvre spontanément au mois de mai 1860. Depuis cette époque, ces trajets fistuleux ont continuellement suppuré, se cicatrisant tantôt l'un, tantôt l'autre, pour bientôt se rouvrir. Puis d'autres fistules se sont formées sans causer de vives douleurs au malade qui a pu continuer à exercer sa profession. Néanmoins le mal persistant et des douleurs vives se faisant sentir et empêchant cet homme de travailler, il vient me consulter.

État actuel, 14 décembre 1860. Sur la partie antérieure de la poitrine, un peu au-dessous du mamelon droit, et entre lui et le bord correspondant du sternum, existent quatre orifices fistuleux, éloignés les uns des autres de un à deux centimètres. Si l'on introduit un stylet, on voit qu'il pénètre peu profondément dans deux de ces trajets et qu'on n'y rencontre pas de tissu osseux. Dans les deux autres trajets, situés l'un au-dessus de l'autre au niveau de l'extrémité antérieure de la sixième côte, le stylet pénètre presque directement d'avant en arrière à une profondeur de quatre centimètres et frotte contre des parcelles de tissu osseux. Cette sensation est très-nette, et le malade lui-même en a conscience. Il semble que le stylet passe sur le bord de la côte malade et pénètre dans une cavité située entre elle et la plèvre. Le stylet est remplacé, dans la fistule inférieure, par la canule d'un trocart très-fin qui est introduit jusqu'au fond et une injection de liqueur de Villate est pratiquée; elle ressort par la fistule supérieure. Je fais faire au malade de grandes respirations, et à chaque expiration on voit le liquide ressortir par les deux fistules.

Une injection est également faite dans les autres fistules, mais sans donner les mêmes résultats. Douleur assez vive, quoique supportable : elle dure pendant deux heures, puis se calme.

Le 15 décembre. Il va assez bien. Suppuration abondante — pas de réaction — pas de douleurs dans la poitrine. Un peu de tuméfaction du sein.

Le 16 décembre. Injection comme le 14, mêmes phénomènes.

Le 18 décembre. Suppuration abondante; une nouvelle fistule s'est ouverte avant-hier, un peu en dehors des précédentes. Le malade a été soulagé depuis la sortie du pus. La canule du petit trocart entre moins profondément et le liquide ne pénètre pas. Il revient le long de la canule et il ne sort plus pendant les mouvements d'expiration.

Le 24 décembre. Moins de suppuration. Moins de douleurs. Deux fistules superficielles sont cicatrisées, celle qui s'est ouverte le 18 ne l'est pas : les deux fistules principales persistent, et le stylet y rencontre le tissu osseux.

L'injection faite par la fistule supérieure revient immédiatement par la fistule inférieure; les 7, 11 et 15 janvier, injection par les trois fistules.

A partir du 25 janvier deux injections sont pratiquées chaque semaine; à la huitième, qui fut faite le 17 février, on ne sentait plus d'os dénudé; mais les deux trajets communiquaient encore ensemble.

Le 22 mars. Depuis la dernière injection, le malade n'a cessé de travailler et n'a ressenti aucune douleur. Les plaies n'ont pas suppuré. Je constate que les fistules superficielles sont complétement cicatrisées : quant aux deux autres, leurs orifices sont fermés par une petite croûte que j'enlève. Une injection pratiquée par chacune de ces fistules ne revient pas par l'autre.

Le 15 avril même état. Le stylet rencontre par la fistule inférieure du tissu osseux; l'injection poussée par cette fistule, revient par celle qui est située au-dessus.

Le 16. La fistule latérale s'est ouverte de nouveau, de sorte qu'il y en a trois maintenant, elles communiquent entre elles. Tous les jours qui suivent jusqu'au 21, on fait une injection ; puis, depuis le 25 jusqu'au 27 inclusivement, on les reprend pour les cesser définitivement.

Le 6 mai les fistules sont complétement cicatrisées : il n'y a pas de douleur à la pression. Depuis, la guérison a toujours persisté !

Au mois d'octobre suivant, cet homme vient me consulter pour ses testicules qui sont tuberculeux.

La maladie a débuté par le gauche, il y a quinze mois, pendant que je le soignais pour sa carie des côtes. Un abcès s'est formé, s'est ouvert et a guéri. Depuis le testicule droit s'est pris et aujourd'hui il présente des bosselures, une augmentation de volume considérable et des trajets fistuleux. Un an après, j'ai revu ce malade, ses testicules étaient dans le même état, mais les fistules de la poitrine étaient toujours bien cicatrisées et ne présentaient aucune tendance à la récidive.

Les nombreux enseignements que renferme cette observation feront peut-être pardonner sa longueur. Il s'agit, en effet, d'une carie de la sixième côte datant d'un an. Si on se reporte aux détails de l'observation, on verra qu'au niveau de l'altération osseuse, la plèvre costale était décollée et formait une petite cavité en arrière de la côte, communiquant à l'extérieur par deux fistules : l'une située sur le bord supérieur, l'autre sur le bord inférieur de la côte.

L'injection faite par un des trajets fistuleux ressortait par l'autre, et les mouvements d'expiration faisaient refluer le liquide au dehors et tendaient à vider la cavité formée par le décollement de la plèvre. Nous avions donc affaire à une carie non plus seulement superficielle, mais profonde, et ce ne fut pas sans une certaine crainte que nous reconnûmes que le liquide de l'injection n'était séparé de la cavité de la plèvre, que par la membrane séreuse, doublée, il est vrai, du périoste. Nous redoutions que l'inflammation ne s'étendît à la plèvre : heureusement il n'en fut rien : elle resta bornée dans de justes limites et nous pûmes constater l'innocuité de la liqueur de Villate.

La guérison a été obtenue au bout de quatre mois et demi. Pendant tout ce temps, vingt-cinq injections ont été pratiquées. Sans doute, la durée de ce traitement a été longue, mais remarquons que peu familiarisé encore avec l'emploi de la liqueur de Villate, une grande prudence nous était imposée à cause du voisinage de la plèvre. Néanmoins une amélioration sensible s'est fait sentir presque immédiatement, les douleurs ont diminué, et le malade a pu reprendre, au bout de deux mois, ses travaux, qui exigent des efforts musculaires considérables. Nous devons ajouter que cet homme est dans des conditions vraiment déplorables ; pendant que nous traitons sa carie, des tubercules se développent dans le testicule, et malgré cela, nous obtenons une guérison définitive, puisque nous la constatons plus d'une année après, alors que l'affection tuberculeuse des glandes séminales continue sa marche progressive. Ce fait est donc des plus concluants en faveur de l'efficacité de la liqueur de Villate. — Contre la carie des autres os, son action n'est pas moins puissante.

OBSERVATION IIIe. — *Carie de la première phalange de l'index.* — *Guérison*. — Mme Morel, âgée de soixante-cinq ans, est habituellement d'une bonne santé. Il y a trois ans, elle remarqua que la première phalange de l'index de la main droite augmentait de volume, sans aucune cause appréciable et sans lui causer de douleur. Il y a un mois environ, il survint, au centre de la face dorsale de cette phalange, un petit bouton qui s'ulcéra et laissa écouler un peu de pus. Aujourd'hui 21 mai 1860, la malade est dans l'état suivant : la première phalange de l'index est tuméfiée ; son volume est double de celle du même doigt de l'autre main ; elle est d'une teinte légèrement violacée. Au centre de sa face dorsale est un orifice fistuleux par lequel s'écoule un peu de pus séreux. Si on y fait pénétrer un stylet, il entre dans une sorte de cavité où il est facile de lui imprimer des mouvements de circumduction. On sent des portions d'os dénudés et qui se laissent pénétrer. Cette exploration est douloureuse et est suivie de l'écoulement de quelques gouttes de sang. Les mouvements du doigt sont libres, mais un peu raides. Pendant six jours de suite, du 21 mai au 26 inclusivement, je pratique une injection avec la mixture de Villate. Pendant les deux heures qui suivent, la malade accuse une douleur assez vive. Repos jusqu'au 4 juin. A cette date, le doigt est déjà moins gros ; on reprend les injections jusqu'au 7 juin inclusivement. Repos les jours suivants.

Du 18 au 22 juin, injection tous les jours. A partir de ce moment, on suspend tout traitement, et, le 29 juillet, la plaie est cicatrisée complétement. Le doigt n'est nullement douloureux. Son volume est presque normal et ses mouvements sont libres. J'ai souvent l'occasion de revoir cette malade, et j'ai pu m'assurer que la guérison persistait toujours.

Nous avons ici une carie du tissu spongieux de la première phalange de l'index avec développement de fongosités dans ses mailles. Quinze injections, pratiquées à divers intervalles, ont amené la guérison en deux mois et nous ont permis de conserver la phalange et le doigt, qui, bien qu'un peu raccourci par suite du retrait de l'os, rend encore de grands services à la malade.

OBSERVATION IVᵉ. — *Panaris.* — *Nécrose d'une portion de la phalangette.* — *Fistule consécutive.* — *Guérison en quinze jours.* — M. A...., receveur particulier, d'une bonne santé habituelle, est atteint au commencement de février d'un panaris du doigt médius de la main droite.

L'affection débute par la seconde phalange, mais envahit bientôt la troisième. Des incisions profondes et multiples sont pratiquées ; néanmoins plus de la moitié de la phalangette se nécrose, et à la fin de mars j'extrais par une des incisions l'extrémité terminale de l'os de la dernière phalange. La plaie explorée avec un stylet, on n'y découvre aucune parcelle osseuse. Suppuration assez abondante. Au bout de quelques jours, état stationnaire. Il existe deux orifices fistuleux distants l'un de l'autre de deux centimètres ; situés, l'un au pli palmaire de l'articulation de la deuxième avec la troisième phalange, l'autre au côté interne de la troisième phalange. Un stylet introduit par un de ces orifices ressort par l'autre. Une compression fut faite sans résultat, et au bout d'un mois il n'y avait aucune tendance à la guérison. La peau était amincie et le trajet fistuleux rempli de fongosités qui se déprimaient sous l'influence de la pression, mais reprenaient leur volume dès qu'on la cessait.

Je prescrivis la liqueur de Villate et fis moi-même quatre injections du 26 au 30 avril.

Repos du 1er au 4 mai.

Reprise des injections du 5 au 7 mai.

Le 11 il n'y a plus de suppuration, les orifices sont couverts d'une croûte dure qui s'est détachée au bout de quelques jours.

Le service rendu par   iqueur de Villate chez notre malade n'a pas été sans importance. Il est évident qu'on aurait pu guérir cette fistule en l'incisant. Mais j'avais affaire à un sujet nerveux qui avait horriblement souffert de son panaris, auquel j'avais à plusieurs reprises fait des incisions dans le doigt et qui ne voulait plus entendre parler du bistouri. J'ai donc été très-heureux de pouvoir en quinze jours guérir un trajet fistuleux peu étendu, il est vrai, mais qui, depuis un mois, restait stationnaire, n'avait aucune tendance à se cicatriser et empêchait le malade de se servir de sa main. J'ai depuis obtenu plusieurs guérisons semblables.

OBSERVATION Ve. — *Carie des métatarsiens datant de deux ans. — Guérison en trois mois et demi.* — Une jeune fille, âgée de vingt ans, fraîche, d'une constitution lymphatique, habitant la campagne, se présente à ma consultation le 27 juillet 1862. Elle est atteinte d'une carie des deux premiers métatarsiens du pied gauche. Une large fistule s'ouvre entre le premier et le second orteil, et le stylet pénètre de 7 à 8 centimètres dans le tissu osseux ramolli. Le pied est tuméfié, et depuis cinq mois la malade ne peut plus marcher.

Cette affection a débuté il y a deux ans, et la fistule s'est produite peu de temps après le commencement de la maladie.

Injection tous les deux jours avec la liqueur de Villate : pas d'autre traitement.

A la fin de septembre, amélioration très-marquée.

En octobre, on fait une injection tous les jours, puis on cesse le 1er novembre. Quinze jours après, la fistule était définitivement fermée, et aujourd'hui, 20 décembre, il n'y a eu aucune récidive, — le pied n'est pas douloureux, même après une longue marche : en un mot, la guérison est complète.

Cette cure n'est pas moins remarquable que les précédentes ; la maladie date de deux ans : depuis cinq mois, la malade ne peut se servir du membre affecté, et en trois mois et demi, sans autre traitement que l'injection de Villate, la guérison est définitive. Cette jeune fille a recouvré complétement l'usage de son pied.

OBSERVATION VIe. — *Carie des os de la face. — Trajets fistuleux datant de dix-sept ans. — Guérison en quatre mois, après vingt-six injections.* — Mme B.., âgée de soixante ans, avait toujours joui d'une bonne santé, n'avait eu aucune trace de scrofule dans son enfance, lorsqu'elle habita pendant dix-huit ans une maison très-humide. Après douze ans de séjour dans cette maison, elle vit apparaître , il y a dix-sept ans (elle avait alors quarante-trois ans) , une grosseur au niveau de l'angle de la mâchoire du côté gauche. Cette grosseur augmenta de volume, s'abcéda, des fistules se formèrent successivement et envahirent la joue et le côté gauche du cou. Il y eut à la fois jusqu'à onze fistules donnant de la suppuration. Cinq ou six ans après le début de cette affection, elle se décida à quitter sa maison pour en habiter une plus saine, mais elle n'éprouva point de soulagement, et les traitements les plus variés restèrent sans résultat. Parfois une fistule se tarissait, mais une autre ne tardait pas à s'ouvrir. Souvent un érysipèle venait compliquer cette triste situation. Le côté gauche de la face était tuméfié, induré, présentant des dépressions profondes au niveau des orifices fistuleux cicatrisés.

Il y a sept ans, je traitai cette malade pendant plus de six mois par l'iodure de potassium à l'intérieur, et les bains sulfureux. Il y eut un peu de soulagement pendant quelque temps, mais pas de guérison.

Il y a deux ans, il sortit par les fistules quatre petits os de 3 à 4 millimètres de longueur. Depuis, il n'en est pas sorti.

Aujourd'hui, 13 septembre 1864, il reste trois fistules: une près de l'angle externe de l'œil, une au niveau de l'angle de la mâchoire et une au milieu de la joue. Elles suppurent abondamment. Le stylet ne donne pas la sensation du tissu osseux dénudé. La joue est tuméfiée et les parties molles indurées.

Une injection de liqueur de Villate est faite dans chacun de ces trajets fistuleux ; celle qui est faite par l'angle de la mâchoire ressort par le milieu de la joue. Du 13 au

27 septembre, on fait huit injections. Huit jours après la dernière, les plaies sont cicatrisées ; la joue se dégonfle.

La guérison se maintient jusqu'au mois de janvier. Vers cette époque, les fistules se rouvrirent. En févrïer, je recommençai les injections de liqueur de Villate et j'en pratiquai seize pendant un mois, puis je cessai. Au milieu de mars, la malade était bien guérie. Depuis, les fistules ne se sont pas rouvertes.

Bien que le stylet ne révélât pas l'altération du tissu osseux, il me paraît difficile de ne pas l'admettre. — La marche de la maladie, sa durée (dix-sept ans), l'expulsion, il y a deux ans, de petits fragments osseux, tout nous porte à considérer cette affection comme une carie des os de la face. Après avoir subi de nombreux traitements, après avoir consulté bien des médecins, cette pauvre femme était résignée à son sort et était décidée à ne plus rien tenter pour guérir. Outre la difformité du visage et l'incommodité d'avoir toujours deux ou trois fistules en suppuration, il y avait pour elle le grave inconvénient de voir ces trajets fistuleux devenir fréquemment le point de départ d'érysipèles plus ou moins graves. C'est dans ces conditions que je lui proposai l'emploi de la liqueur de Villate.

En un mois, après une dizaine d'injections qui n'ont eu pour elle d'autre inconvénient que d'être douloureuses, en un mois, dis-je, elle a vu ses fistules se cicatriser, ce qui n'était pas encore arrivé une seule fois depuis dix-sept ans.

Après avoir été guérie pendant deux mois, il y a
eu, il est vrai, une récidive; mais, traitées de nouveau par la liqueur de Villate, les fistules se sont cicatrisées après seize injections en un mois, et cette
fois la guérison a été définitive.

OBSERVATION VIIe. — *Carie des os de la main.
— Abcès par congestion et carie des os du bassin.
— Injections de liqueur de Villate. — Guérison de la
main en trois semaines et des os du bassin en quatre
mois.* — Eugène Ridel, de Cambremer (Calvados), âgé
de dix-neuf ans, habite la campagne. Il est grand, ses
muscles sont bien développés. Il avait toujours eu une
bonne santé, lorsqu'au mois de février 1864, il fut pris
de douleur et de gonflement dans la main droite. Au bout
de trois semaines, il se forma un abcès sur le dos de la
main, qui, en s'ouvrant spontanément, donna jour à un
liquide purulent.

Huit jours après l'apparition de la douleur de la main,
il fut pris de douleur dans les reins et dans la hanche
gauche, puis il se forma dans cette région une tumeur
fluctuante. Au bout de deux mois, M. le docteur Prévost,
de Cambremer, en pratiqua l'ouverture au niveau de
l'épine iliaque supérieure et postérieure. Pendant les
mois suivants, les plaies de la hanche et de la main suppurent, et de cette dernière il sort cinq fragments osseux
à divers intervalles.

Ce jeune homme vient me consulter pour la première
fois au commencement d'octobre 1864.

Le dos de la main droite, au niveau du second et du
troisième métacarpien, présente deux orifices fistuleux.

Le stylet pénètre dans le tissu osseux. Au niveau de la hanche gauche, on trouve près de la symphyse sacro-iliaque gauche un orifice fistuleux. Il en existe un second au niveau de l'épine iliaque antéro-supérieure. Ce trajet fistuleux contourne l'os iliaque pour aller rejoindre le premier. Le stylet introduit avec beaucoup de ménagement, nous ne constatons pas d'altération du tissu osseux. (Prescription : *Huile de foie de morue. Injection de liqueur de Villate dans tous les trajets fistuleux tous les jours pendant huit jours; repos pendant huit jours pour recommencer l'injection pendant huit jours, et ainsi de suite jusqu'à parfaite guérison.*)

Au bout de trois semaines, la main est guérie; il est sorti pendant ce laps de temps par les plaies trois petits fragments osseux.

La hanche est guérie après deux mois de traitement, et, pendant ce temps, il sort par les plaies neuf fragments osseux. L'injection était très-douloureuse pendant la première heure; la douleur persistait ensuite pendant la journée, mais elle devenait supportable.

Le 10 décembre, le malade vient me voir. Il est guéri depuis un mois. Il ne ressent aucune douleur dans la hanche. La main présente une cicatrice solide, déprimée. Il reste de la tuméfaction au troisième métacarpien. Les tendons extenseurs des doigts sont bien mobiles.

Le 10 janvier 1865, il vient me consulter. Depuis quelques jours, il éprouve de la douleur dans la hanche et dans les reins. On remarque au niveau de la cicatrice qui existe près de la symphyse sacro-iliaque une tumeur molle, fluctuante. Je l'incise et il en sort du pus. Je prescris une injection de liqueur de Villate tous les jours. Pas d'huile de foie de morue à l'intérieur.

Dès le 16 janvier, il n'y a plus de suppuration. L'injection ne pénètre pas profondément. Néanmoins, on la continue pendant cinq semaines, et au bout de ce temps la plaie se cicatrise complétement pour ne plus se rouvrir. J'ai revu ce jeune homme depuis à plusieurs reprises, et il n'y a pas eu de récidive ni à la main, ni à la hanche.

Il semble dans cette observation que la liqueur de Villate, tout en favorisant le travail de cicatrisation, ait contribué à l'élimination de certaines parties osseuses qui étaient altérées. En effet, sous l'influence des injections, trois fragments osseux sortent par les plaies de la main, et neuf séquestres sont éliminés par les plaies de la hanche. La cicatrisation s'est opérée rapidement au bout de trois semaines pour la main et de deux mois pour la hanche. Je sais bien que, concurremment avec l'injection, j'ai prescrit à l'intérieur l'huile de foie de morue, et que l'on peut, jusqu'à un certain point, revendiquer en faveur de ce dernier médicament une part dans la guérison, quoique l'huile de foie de morue ait bien plutôt une action tonique générale qu'une action spécifique locale. Cependant, prévoyant cette objection, lorsque mon malade, au bout d'un mois, a eu une rechute, non pas de la main dont la guérison ne s'est pas démentie, mais de l'abcès de la symphyse sacro-iliaque, je ne lui ai prescrit que la liqueur de Villate, sans médicament interne, afin de pouvoir bien en apprécierles effets. Or, en moins de six semaines, la guérison était complète, et depuis elle a persisté.

L'observation suivante, que je dois à l'obligeance

de mon excellent confrère et ami le docteur Denis Dumont, professeur à l'École de médecine de Caen, est des plus remarquables.

OBSERVATION VIIIe. — *Carie du maxillaire inférieur datant de vingt-six mois.* — *Injection de la liqueur de Villate.* — *Guérison en dix-sept jours.* — Mme X... , quarante-cinq ans , constitution délicate , bonne santé habituelle, sans antécédents syphilitiques, fut atteinte en février 1861, sans cause connue, d'un gonflement œdémateux siégeant à la partie inférieure de la joue droite. Au bout d'un mois, une incision pratiquée sur la tumeur donna issue à une grande quantité de pus, et devint le point de départ d'une fistule avec suppuration séro-sanguinolente abondante. Pendant près d'un an, le traitement consista simplement dans l'usage de frictions avec la pommade iodurée et d'injections émollientes.

Consulté pour la première fois en mars 1862, treize mois environ après le début de l'affection, je constate l'état suivant : épaississement du bord inférieur de la mâchoire, au niveau des petites molaires droites, occupant la moitié de la hauteur de l'os. Plaie fistuleuse siégeant au point le plus déclive, admettant à peine l'extrémité d'une sonde cannelée. Le stylet pénètre à une profondeur d'un centimètre sur une surface osseuse, dénudée, irrégulière, anfractueuse. La plaie fournit une sérosité sanieuse, abondante. Peau rouge, violacée autour de l'orifice. Le bord alvéolaire correspondant n'est le siége d'aucune lésion et ne porte plus de dents. État général satisfaisant. Bien qu'un examen attentif ne me révèle la présence d'aucun séquestre mobile, j'ouvre largement la fistule. Le pus s'écoule facilement. Des injections sont faites matin et soir avec la teinture d'iode. De la charpie imbibée du même liquide est introduite au fond de la plaie. — Vin de quinquina, iodure de fer, bains sulfureux. Au bout de quinze jours, la suppuration a diminué. Le gonflement est moindre; la guérison paraît prochaine; mais trois mois après, la fistule existe encore. Injections variées avec vin aromatique, teinture d'aloès, solutions de sulfate de cuivre, de nitrate d'argent.

Dix mois s'écoulent ainsi sans aucun changement notable, lorsque mon confrère et ami, le docteur Notta, auquel j'ai l'occasion de parler de ma malade, m'engage à essayer la liqueur de Villate, qui lui a donné dans les cas analogues les meilleurs résultats.

Inflammation légère après l'usage de cette injection, pendant quatre jours. Suspendue pendant trois jours, puis reprise et continuée sans interruption pendant sept jours, au bout desquels la suppuration a complétement disparu. Trois jours après la plaie est fermée.

Dix-huit mois plus tard, je revois la malade : il ne reste de son ancienne affection qu'un gonflement de l'os encore assez considérable.

A cette observation si complète, je n'ajouterai qu'un mot.

L'affection de l'os datait de vingt-six mois, et, pendant cette longue période de temps, malgré le traitement le plus rationnel et le plus varié, malgré l'emploi de la teinture d'iode, appliquée directement sur l'os, l'habile chirurgien de Caen n'avait rien obtenu; le tissu osseux était rugueux, dénudé; une fistule persistait. Eh bien, en dix-sept jours, la liqueur de Villate amène la guérison, et dix-huit mois après le docteur Denis constate qu'il n'y a pas de récidive!

OBSERVATION IXᵉ. — *Tumeur blanche du coude. — Trajets fistuleux multiples. — Carie des extrémités osseuses. — Guérison.* — En 1865, M. Nélaton avait à l'hôpital de la Clinique une petite fille de douze à treize ans, atteinte de tumeur blanche du coude, qui lui paraissait au-dessus des ressources de l'art. Le coude était énormément tuméfié et déformé. Les extrémités osseuses étaient ramollies et cariées, il y avait une douzaine de fistules, et elles étaient le siége d'une suppuration abondante. M. Nélaton jugeait l'amputation nécessaire ; cependant, avant de s'y décider et pour bien apprécier l'efficacité de la liqueur de Villate, il en fit faire des injections dans les trajets fistuleux, et ce seul moyen, aidé de la compression par la méthode de Burggraeve, a guéri l'enfant dans l'espace d'une année. Aujourd'hui, le coude est ankylosé à angle droit, et l'enfant se sert bien de sa main.

Les personnes qui suivaient la clinique de M. Nélaton ont vu cette petite malade.

L'observation suivante, que je dois à l'obligeance de mon ami et ancien collègue des hôpitaux, le docteur Coffin, offre le plus vif intérêt; je la rapporte dans tous ses détails, telle qu'il a bien voulu me la communiquer :

OBSERVATION Xᵉ. — *Carie de l'articulation sacro-iliaque, datant de plus de deux ans et demi. — Abcès ossi-*

fluents. — Accidents graves. — Traitements variés ; insuc-
cès. — Guérison en un mois par la liqueur de Villate. — Au
mois de février 1863, M. de Bon..., habitant Montmartre,
m'amena son fils, qui se plaignait de douleurs dans la
fesse droite.

Ce garçon, âgé de quatorze ans, petit pour son âge,
blond, a le facies d'un enfant scrofuleux, paupières et
lobule médian de la lèvre supérieure tuméfiés.

Le père est d'une santé excellente ; la mère est morte à
la suite d'une couche, il y a six ou huit ans. Cet enfant a
un frère et une sœur dont la santé est bonne.

Il se plaint depuis un mois environ, c'est-à-dire depuis
les premiers jours de janvier 1863, d'une douleur dans la
fesse droite, douleur continue, n'augmentant pas par la
pression, ni par la marche modérée, mais augmentant
par la fatigue. Il n'a pas de douleur dans la cuisse,
ni au genou correspondant ; les chocs sur le grand trochanter ne causent pas de douleur ; les mouvements de la
cuisse sont parfaits : il n'y a ni allongement, ni rac-
courcissement. Je diagnostique : abcès profond de la fesse.
Je revis ce malade deux ou trois fois, puis je n'en en-
tendis plus parler jusqu'au 5 mai 1865, c'est-à-dire
pendant deux années et deux mois. A cette époque, le
père vint habiter mon quartier et m'amena de nouveau
son fils, qui avait alors seize ans et demi environ.

Cet enfant, petit pour son âge, pas trop maigre, suit
les cours d'un établissement qui prépare au baccalauréat.
Or, il est externe. Il marche sans boiter, et sa santé est
relativement bonne ; il mange et dort bien ; il ne souffre
pas, mais il présente : 1o une ouverture fistuleuse au
niveau du bord interne de la fesse droite, à égale distance
de la rainure interfessière et de la tubérosité sciatique ;

cette fistule conduit à un os carié ; 2° six traces de cautérisations profondes sur le grand trochanter et la partie supérieure de la cuisse ; 3° à la partie moyenne et externe de la cuisse, un abcès sous-cutané, du volume d'un petit œuf de pigeon, dont on fait refluer le contenu en haut jusqu'à la fistule. Le membre n'est ni allongé, ni raccourci ; les mouvements sont faciles. Un chirurgien qui avait été consulté après moi, en 1863, avait cru à une coxalgie et avait appliqué le fer rouge. En 1864, M. Maisonneuve avait diagnostiqué une carie de l'os iliaque au voisinage de la tubérosité sciatique. La fistule se produisit dans le commencement de 1864, et M. Maisonneuve prescrivit un régime tonique, huile de foie de morue, bains sulfureux, injection d'une solution phéniquée.

Quand je vis ce jeune homme, il y avait une année qu'il suivait ce traitement et qu'il était dans le même état : état général satisfaisant, mais persistance de l'état local. Je continuai le traitement de M. Maisonneuve jusque dans les derniers jours d'août 1865. A cette époque, le malade alla passer un mois aux eaux de Salins. Il revint dans le même état qu'il était parti, mais sensiblement plus maigre, et il reprit le cours de ses études.

Vers le 20 septembre, le malade éprouve des frissons ; il perd tout à fait l'appétit ; il a des défaillances fréquentes, et le 25 septembre, je le trouve avec la langue rouge, la peau chaude, le pouls à 108 ; il a eu, la nuit, un peu de délire. L'abcès de la cuisse a doublé de volume ; il s'est fait depuis cinq à six jours une seconde ouverture fistuleuse au niveau du grand trochanter. Entre les deux ouvertures fistuleuses, au-dessous de la tubérosité sciatique et entre celle-ci et le grand trochanter, il y a un vaste cloaque contenant du pus et des gaz, que la pression fait sortir par la fistule nouvelle. Il sort également un peu de pus par la fistule ancienne. L'abcès de la cuisse contient aussi des gaz, que la pression fait sortir par la nouvelle fistule.

Le 25 septembre, M. le professeur Richet voit le malade : il trouve que l'ancienne fistule conduit à une portion cariée qui, pour lui, est l'articulation sacro-iliaque, et il diagnostique une tumeur blanche de l'articulation sacro-iliaque, avec abcès ossi-fluent. Il ouvre largement l'abcès de la cuisse et me conseille d'injecter dans toutes les fistules de la liqueur de Villate.

Le 26 septembre, je fais moi-même une injection avec cette liqueur : 1° par la plaie de la cuisse, l'injection revient par la fistule trochantérienne ; 2° par la fistule trochantérienne dans le cloaque déjà décrit ; 3° par la fistule ancienne située au bord de la fesse. L'injection pénètre très-difficilement par ce dernier orifice ; cependant, on arrive à la faire pénétrer jusque dans le cloaque. Cette triple injection est très-douloureuse. Le malade passe une très-mauvaise nuit.

Le 27 septembre, injection avec la liqueur de Villate étendue de la moitié de son volume d'eau ; l'injection est encore très-douloureuse ; mais la douleur persiste moins longtemps et ne dure que deux heures.

Le 28 septembre, état général meilleur, pouls à 84. L'enfant demande à manger. Les injections sont dès lors régulièrement continuées avec la liqueur étendue de partie égale d'eau ; elles sont toujours douloureuses.

Le 3 octobre, le malade se lève ; il n'a plus de fièvre ; il m'est impossible de faire pénétrer du liquide par l'ancienne fistule ; il n'y a plus de gaz dans le cloaque ; la plaie de la cuisse et celle du grand trochanter donnent encore du pus, mais en petite quantité. Depuis ce jour, la fistule fessière est cicatrisée.

Le 10 octobre, la fistule trochantérienne est cicatrisée. Le malade a repris ses études ; on ne fait plus d'injection que par la plaie de la partie moyenne de la cuisse qui, seule, reste ouverte. Ces injections ne sont faites que tous les deux jours ; il n'y entre plus que 12 à 15 grammes de liquide, tandis qu'au début on en injectait 50 à 60 grammes, et on aurait pu en faire pénétrer beaucoup plus si on l'avait voulu.

Les jours suivants, on en injecte de moins en moins, et le 22 octobre, moins d'un mois après la première injection, il est impossible d'y faire entrer une goutte de liquide : les trois plaies sont parfaitement cicatrisées. Il n'y a pas trace de douleur sur les anciens trajets fistuleux. L'état général est aussi satisfaisant que possible ; en un mot, le malade est parfaitement guéri.

Aujourd'hui, 27 décembre, la guérison s'est maintenue.

Cette observation du docteur Coffin n'a pas besoin de commentaires. La maladie débute d'une façon insidieuse au commencement de 1853 ; puis bientôt tous les symptômes d'une carie osseuse se manifestent, et les traitements les plus énergiques et les plus variés sont successivement appliqués par les praticiens les plus éminents de la capitale : l'huile de foie de morue, le fer rouge, les injections phéniquées, les bains sulfureux, les eaux de Salins, etc., tous ces divers moyens n'empêchent pas le mal de s'aggraver, de nouvelles collections purulentes se forment dans le voisinage de l'altération osseuse, elles amènent des décollements considérables, et la situation du malade inspire de sérieuses inquiétudes. C'est dans de semblables conditions qu'après avoir donné une issue facile à l'écoulement du pus, M. le professeur Richet conseille l'usage des injections de liqueur de Villate. Elles furent faites avec la plus grande régularité, tous les jours; seulement elles causaient des douleurs tellement vives, que M. Coffin étendit la liqueur d'une quantité égale d'eau, et la maladie, qui datait de près de trois années, fut guérie en moins d'un mois.

OBSERVATION XIe. — *Carie du bassin.* — *Fistules multiples.* — *Injection de liqueur de Villate.* — *Guérison par le Dr Anger.* — Charles A..., âgé de dix-neuf ans, élève de l'école des Beaux-Arts, fut pris au mois d'août 1862 de douleurs sourdes, siégeant dans la hanche droite. Quelques semaines après, un abcès s'ouvrit à peu près au niveau de l'articulation sacro-iliaque droite. L'ouverture de l'abcès resta fistuleuse et peu de temps après une nouvelle fistule s'ouvrit au niveau de l'épine sacrée.

Ce jeune homme, jusqu'alors bien portant, quoique d'une constitution frêle et chétive, commença à s'affaiblir rapidement, épuisé par une suppuration abondante. Vers la fin d'octobre, il entra dans le service de M. Demarquay à la Maison de santé : ce chirurgien reconnut l'existence de séquestres et débrida largement les orifices fistuleux pour les extraire. Ce jeune homme sortit de l'hospice en voie de guérison.

Mais bientôt les douleurs reparurent avec de la gêne

dans la marche et une claudication bien accentuée du
côté droit. De nouveaux abcès, suivis de fistules, s'ou-
vrirent dans l'aine droite et dans la région fessière,
l'amaigrissement fit de nouveau de rapides progrès, et ce
jeune homme tomba dans un découragement profond. Il
n'avait pas quitté le lit depuis cinq mois, lorsque je le vis
au mois de novembre 1863.

À cette époque existaient sept orifices fistuleux : deux
dans la région sacro-lombaire, un dans le pli fessier, et
quatre dans la région inguinale droite. Un gonflement
œdémateux avait envahi toute l'étendue de la fosse iliaque
externe, et l'on constatait un empâtement profond autour de
l'articulation coxo-fémorale. Les mouvements de la cuisse
sur le bassin étaient très-limités, mais non douloureux, et
le membre inférieur droit avait conservé sa longueur et sa
direction normale. En explorant attentivement avec des
stylets les trajets fistuleux, on constatait que tous se diri-
geaient vers la fosse iliaque externe et par un des orifices
de la région sacro-iliaque on rencontrait l'os iliaque à nu.
Il ne fut pas possible de constater la mobilité de séquestres, au reste, non douteux ; plusieurs esquilles, en
effet, étaient sorties par les orifices fistuleux de l'aine.

Le jeune homme fut soumis à un régime très-fortifiant :
huile de foie de morue, vin de quinquina, viandes
crues, etc. Le traitement local consista en injections de
liqueur de Villate, répétées d'abord tous les jours, puis
deux fois par semaine. Le liquide, injecté par les fistules
de l'aine, ressortait facilement par les orifices postérieurs
situés au niveau de la région sacro-iliaque. Grâce aux injections, les orifices fistuleux s'agrandirent, et dans l'espace de deux mois donnèrent issue à deux petites esquilles.

Au mois d'avril 1864, le jeune homme commença à

pouvoir se lever et à faire quelques pas. Les orifices fistuleux postérieurs se cicatrisèrent peu à peu. Au mois
d'août, trois fistules persistaient seules : une dans le pli
fessier et deux dans la région inguinale.

Les injections de liqueur de Villate furent tour à tour
cessées et reprises à différents intervalles. Elles étaient
presque toujours suivies de l'élimination de petits séquestres.

Au commencement de l'année 1865, la fistule du pli
fessier s'oblitéra complétement, mais les deux orifices
inguinaux persistèrent.

Le jeune homme avait repris des forces et de l'embonpoint, et il put se remettre au travail. Il avait conservé
un peu de raideur de l'articulation coxo-fémorale et une
légère claudication. Dans le courant de l'année 1866, les
fistules de la région inguinale se formèrent à leur tour,
mais se rouvrirent au bout de quelques mois.

En 1865, 1866 et 1867, le jeune homme passa chaque
année deux mois aux bains de mer, et les injections de
liqueur de Villate furent reprises de temps en temps.

Au mois de janvier 1868, une des fistules inguinales
s'ouvrit de nouveau et donna issue à une petite esquille.
— Les injections de liqueur de Villate furent reprises et
au mois de juin le jeune homme partit pour Luchon. Il
en est revenu complétement guéri. Aujourd'hui tous les
orifices fistuleux sont entièrement fermés, l'état général
est excellent, la santé florissante et la guérison très-pro-
bablement assurée pour toujours.

Quoique la guérison n'ait point été aussi rapide que
dans l'observation précédente, ce fait n'en est pas
moins remarquable et mérite à tous égards de nous

arrêter quelquesinstants. Lorsque la liqueur de Villate
a été employée, l'état du malade était des plus grave:
fistules nombreuses, carie de l'os iliaque, suppuration abondante, marasme, impossibilité de quitter
le lit depuis cinq mois; sous l'influence des injections
un changement manifeste s'opère, et au bout de cinq
mois de traitement ce jeune homme commence à se
lever. Dès lors l'amélioration marche lentement, il
est vrai, mais d'une façon continue. Pendant les cinq
années que dura le traitement, les toniques à l'intérieur, les bains de mer, les eaux de Luchon furent
employés concurremment avec la liqueur de Villate.
Sans méconnaître la part qui leur revient dans cette
cure, il est évident que seuls ces divers agents thérapeutiques n'eussent pas suffi. En effet, avant même
qu'on n'y eût recours, la liqueur de Villate met
tout d'abord le malade sur les pieds; puis pendant
cette longue période de cinq ans, tour à tour reprises
puis cessées, les injections amènent presque toujours
une amélioration précédée de l'élimination de nombreuses esquilles. Cette action de la liqueur de Villate
que nous avons déjà signalée dans plusieurs observations est ici des plus manifeste et a puissamment contribué à l'heureuse issue de cette longue maladie.

Parmi les neuf observations de caries traitées avec
succès par la liqueur de Villate, publiées par le docteur Lorange, [1] j'en citerai deux des plus remarquables.

---

[1] LORANGE, *l'Union médicale*, 2 mars 1867.

OBSERVATION XIIe — *Carie de l'articulation du genou. Guérison.* — Abdallah, âgé de quarante-cinq ans — constitution robuste — il entre à l'hôpital pour une arthrite du genou gauche. Il sort incomplétement guéri, en conservant encore du gonflement sans douleur dans le genou. Environ un an après, en décembre 1865, cet homme revient à l'hôpital avec une fistule pénétrante de l'articulation. La fistule donne environ cent cinquante grammes de pus par jour. On sent sur les os de l'articulation divers points cariés. Les forces sont conservées ; pas de fièvre. Pendant vingt jours, on fait des injections avec teinture d'iode et eau distillée, parties égales. Pas d'amélioration. On remplace la teinture d'iode par la liqueur de Villate. Injection durant quarante jours : la fistule est guérie, mais l'articulation est ankylosée.

Cet homme sort de l'hôpital, il marche en s'appuyant sur un bâton. Je le revois neuf mois après, il marche sans bâton ; il peut incliner sa jambe dans un angle de trente degrés.

OBSERVATION XIIIe. — *Carie des os du crâne. Guérison.* — Mars 1866. Salah, âgé de sept ans. Cet enfant, il y a trois mois, a fait une chute sur la tête. — Plaie contuse avec fracture qui n'a pas été soignée. On constate une carie des os pariétaux. Pansement avec la liqueur de Villate ; huile de foie de morue à l'intérieur. Après trois mois de ce traitement, élimination de quatre morceaux d'os cariés, dont le plus grand, ayant quatre centimètres de longueur et de largeur, laisse à nu une partie du cerveau. On voit très-distinctement les pulsations des artères. Guérison complète de la carie.

On préserve la partie du cerveau laissée à nu par une tablette en ivoire.

Nous ne pouvons laisser passer cette observation sans faire remarquer que, malgré le voisinage d'un organe aussi délicat que le cerveau, la liqueur de Villate n'a déterminé aucune inflammation compromettante; elle a, au contraire, l'influence la plus heureuse sur l'élimination du séquestre.

Les observations qui précèdent ne laissent aucun doute sur l'efficacité de la liqueur de Villate dans le traitement de la carie osseuse; seulement ne perdons pas de vue que l'on a d'autant plus de chances d'obtenir une guérison que l'on s'adresse à une carie molle, vasculaire. Sans doute sous l'influence de cette mixture, l'os dénudé peut se couvrir de bourgeons charnus et de cicatrices, comme dans l'observation VIIIe; sans doute, les fragments osseux peuvent être éliminés comme dans l'observation XIe; mais si l'on avait une nécrose étendue et enchatonnée dans le tissu osseux ramolli ou de nouvelle formation, il est évident que la liqueur de Villate ne pourrait détruire ce corps étranger et serait impuissante à guérir. C'est ce qui est arrivé dans l'observation suivante, dont je rapporterai brièvement les principaux traits.

OBSERVATION XIVe. — *Carie des os du pied.* — *Séquestres.* — *Injection de liqueur de Villate sans résultat.* — *Amputation de la jambe.* — Charlot, âgé de onze ans, entre, le 28 octobre 1864, dans mon service à l'hô-

pital de Lisieux. Cet enfant, d'une détestable constitution, ayant l'aspect d'un enfant de sept ans, a vu
son pied gauche se tuméfier il y a deux mois et demi.
Quinze jours avant son entrée à l'hôpital , plusieurs
ouvertures se firent spontanément, et il en sortit du pus
en abondance.

État actuel : Le pied est énormément tuméfié et déformé ; l'articulation tibio-tarsienne est saine. Sur la face
dorsale du pied, vers la partie moyenne, est un orifice
fistuleux. A deux centimètres environ de la malléole externe est une seconde fistule. A la face interne du pied,
en avant de la malléole, est une plaie de quatre centimètres de diamètre ; au-dessous est une seconde plaie de
deux centimètres. En avant du talon, il y a un orifice
fistuleux. Les orteils sont sains. Le stylet, introduit dans
les fistules, rencontre le tissu osseux dénudé et le pénètre.

Quoique ce pied me parût incurable, eu égard à
l'étendue des lésions, car presque tous les os du tarse
paraissaient envahis, je voulus tenter de le guérir par la
liqueur de Villate. Pendant deux mois on fit toutes les
semaines trois injections seulement, à cause des douleurs
très-vives que l'enfant éprouvait pendant les quatre ou
cinq heures qui les suivaient. Au bout de deux mois,
n'ayant pas obtenu d'amélioration, mon excellent confrère, le docteur Delabordette, qui reprenait le service,
pratiqua l'amputation de la jambe, et je pus examiner le
pied. Les os du tarse étaient tous altérés, ainsi que la tête
des métatarsiens ; ils étaient infiltrés de pus et renfermaient de nombreux séquestres.

Avec de semblables lésions, il est bien évident que
la liqueur de Villate ne pouvait avoir aucune action

sur les parties mortifiées, et comme leur élimination
ne pouvait se faire, ils restaient toujours là, entrete-
nant la suppuration et s'opposant à la cicatrisation
des parties saines. D'ailleurs, l'altération du tissu
osseux était tellement généralisée et étendue, qu'elle
était au-dessus des ressources de l'art.

OBSERVATION XVe. — *Abcès froid de l'épaule, carie
de la tête humérale. — Tubercules pulmonaires. — Injections iodées. — Puis liqueur de Villate. — Soulagement
d'abord. — Ensuite progrès de la maladie. — Mort. —*
C. employé au chemin de fer de l'Ouest, entre le 8 août
1865 dans mon service, à l'hôpital de Lisieux.

Cet homme, âgé de quarante-un ans, maigre, d'une
apparence délicate, a toujours eu une bonne santé. Il ne
porte aucune trace de scrofules. Il y a quatre ans, il fait
une chute d'une hauteur de soixante-cinq pieds et se fracture deux côtes gauches et se luxe la clavicule droite. Il se
rétablit et reprend son service au bout de quelques mois.

Au mois de décembre dernier, il est pris de douleurs
vagues dans les genoux, dans les cuisses et dans l'épaule
gauche. Déjà, l'hiver précédent, il avait eu des douleurs
dans cette même épaule, et par moments de la difficulté à
remuer le bras. En même temps son appétit diminuait et
il maigrissait. Son habitation était bien sèche et bien
aérée.

A la fin d'avril, les douleurs de l'épaule augmentèrent,
et il survint, à l'angle inférieur de l'omoplate, une tumeur grosse comme un œuf qui augmenta insensiblement
sans causer de douleur.

A la fin de juin, on voit apparaître une petite tumeur
à l'épaule, au niveau du bord antérieur du deltoïde, près

de ses insertions supérieures. Une ponction avait été déjà pratiquée dans la tumeur axillaire; mais, n'ayant pas été assez profonde, on n'avait ramené que du sang.

État actuel : Sujet amaigri, apyrétique; ne tousse pas; rien dans la poitrine à la percussion et à l'auscultation. Sur le bord axillaire de l'omoplate gauche existe une tumeur fluctuante du volume du poing, légèrement douloureuse à la pression; sans changement de couleur à la peau. Sur le sommet de l'épaule, dans le point déjà indiqué, est une tumeur oblongue du volume d'une noix, donnant sous les doigts la sensation d'une fluctuation profonde, sans changement de couleur à la peau, plus douloureuse à la préssion que la précédente. En pressant alternativement les deux tumeurs, il est facile de s'assurer qu'elles ne communiquent pas ensemble. Le malade ne peut se servir de son bras, ni s'habiller à cause des douleurs que les mouvements développent.

Le 10 août, ouverture avec le bistouri de la tumeur axillaire dans la partie la plus déclive. Écoulement de pus considérable. Le doigt introduit dans la plaie pénètre dans une grande cavité, mais ne rencontre pas d'altération osseuse. Injection d'eau tiède.

Le 13 août on fait une injection de teinture d'iode dans le foyer et on continue les jours suivants.

18 août. Mauvaise nuit. La tumeur de l'épaule est plus volumineuse; la fluctuation est plus manifeste : elle est plus douloureuse à la pression qui fait sortir par la plaie axillaire un flot de pus bien lié, et produit l'affaissement de la tumeur. Il vient donc de s'établir une communication entre les deux abcès. On cesse l'injection iodée.

22 août. J'ouvre l'abcès de l'épaule en incisant le muscle deltoïde au-dessous duquel il est situé. Une injec-

tion d'eau tiède poussée par la plaie axillaire ressort par la plaie de l'épaule : elles sont distantes l'une de l'autre de vingt centimètres.

A partir du 25 août au 5 septembre, une injection de teinture d'iode pure est pratiquée tous les jours dans ce trajet. Les premières injections furent assez douloureuses, mais bientôt la tolérance s'établit.

Le 7 septembre, il n'y avait aucune tendance à la cicatrisation ; la suppuration était toujours très-abondante. Je pratique une injection de liqueur de Villate. Les douleurs durèrent de quatre à cinq heures, supportables, mais plus graves qu'avec la teinture d'iode.

8 septembre. Repos.

9 septembre. Injection.

10 septembre. Repos.

11 septembre. Moins de suppuration. Dort mieux la nuit. Souffre moins dans l'épaule. État général meilleur; On fait une injection pendant quatre jours de suite. Vives douleurs pendant le jour. Sommeil meilleur la nuit.

Repos les jours suivants.

19 septembre. La suppuration a beaucoup diminué. Il remue le bras beaucoup mieux. L'appétit augmente. Injection qui est très-douloureuse.

20 septembre. Repos.

21 septembre. Injection encore très-douloureuse.

22 septembre. Repos, et le malade va passer huit jours à la campagne. La plaie inférieure tache à peine le linge.

30 septembre. Depuis le 23, la plaie inférieure n'a plus suppuré, et aujourd'hui elle est presque cicatrisée. Il y a une croûte sèche sur l'orifice fistuleux, et si on l'enlève on

fait sortir par la pression une goutte de sérosité citrine.

Quant à la plaie supérieure, elle suppure beaucoup moins. Le stylet y pénètre à une profondeur de trois centimètres, où il rencontre le tissu osseux dénudé. — Prescription : une injection de Villate tous les jours dans ce trajet pendant huit jours. L'injection n'est pas très-douloureuse ; on a soin qu'elle arrive jusqu'au tissu osseux. Elle ne communique pas avec l'ancien foyer sous-axillaire, qui est presque complétement cicatrisé.

Le 10 octobre, il revient me voir. Les douleurs de l'épaule ont augmenté. Il y a de la fièvre. L'appétit diminue. Le malade retourne à la campagne. Là, il cesse pendant plusieurs mois tout traitement.

Le 15 décembre, je constate l'existence de plusieurs abcès autour du bras et je les ouvre. On sent avec le stylet la tête humérale cariée. Le malade a beaucoup maigri. Il a une fièvre hectique, des sueurs nocturnes et de la toux. Au sommet des poumons il y a des craquements humides. Les mois suivants son état s'aggrave, et le 20 mai il succombe, miné par la phthisie pulmonaire et épuisé par la suppuration abondante qui s'écoule des plaies du bras.

Devons-nous attribuer l'issue fatale de la maladie à la liqueur de Villate ou bien avons-nous eu affaire à un de ces cas qui, malheureusement trop souvent, sont au-dessus des ressources de l'art? C'est ce que nous allons examiner.

Lorsque le malade a été pour la première fois soumis à notre observation, le 8 août 1865, il avait deux abcès froids, l'un sur le bord axillaire de l'omoplate, l'autre au sommet de l'épaule. Ces abcès, distincts d'abord, se réunirent bientôt; et il y avait là un vaste foyer sans lésion osseuse, sans tubercules pulmonaires, du moins nos explorations ne nous révélèrent aucune de ces altérations. Nous n'avons point ici commencé par employer la liqueur de Villate, pour deux motifs : le premier, c'est que nous pouvions espérer guérir avec la teinture d'iode qui réussit souvent dans des cas semblables, et comme ce moyen est beaucoup moins douloureux, il y avait avantage pour le malade à le tenter tout d'abord ; le second, c'est qu'en laissant écouler un certain temps, nous espérions voir le foyer de l'abcès se rétrécir, la teinture d'iode augmenter sa tolérance en émoussant la sensibilité de ses parois, enfin nous attendions que la sensibilité développée dans l'abcès sous-deltoïdien, au moment de son ouverture, fût calmée, et nous pensions être ainsi dans des conditions plus favorables pour obtenir un succès.

Ce fut donc seulement après avoir fait quinze injections avec la teinture d'iode pure en vingt-sept jours, et après avoir constaté qu'il n'y avait aucune amélioration, que nous nous décidâmes à employer la liqueur de Villate. Huit injections sont pratiquées en seize jours. Elles sont plus douloureuses que celles faites avec la teinture d'iode, mais au bout de ce temps, la suppuration a beaucoup diminué, il y a moins de douleur dans le bras, le sommeil et l'appétit sont revenus et, après huit jours de repos à la campagne, tout le vaste foyer axillaire est presque complétement cicatrisé. Quant au foyer supérieur, il ne suppure

presque plus, mais le stylet arrive sur une surface
osseuse, cariée. Les injections sont continuées seulement pendant huit jours sur ce point sans résultat ;
puis les douleurs de l'épaule augmentent, de la fièvre
s'allume, des abcès se forment sur le trajet de l'humé-
rus et en même temps des signes de tuberculisation
pulmonaire non équivoques se manifestent, puis le
malade succombe aux progrès de cette affection.
Hé bien ! je le demande, peut-on rendre la liqueur
de Villate responsable de cette issue funeste ! Elle
nous a donné, au contraire, la mesure de sa puissance
en amenant dans de mauvaises conditions la cicatrisation du foyer axillaire, qui n'avait été nullement
modifié par la teinture d'iode et en procurant au
malade une amélioration évidente mais malheureusement momentanée. Elle est restée, il est vrai, sans
action sur la carie, mais il n'y a rien là qui doive
nous surprendre. Nous savons, en effet, que la liqueur
de Villate réussit dans les affections chroniques qui
sont stationnaires depuis longtemps. Ici, au contraire,
nous avions une maladie en voie d'évolution que la
complication du côté du poumon mettait au-dessus
des ressources de l'art. Je crois donc qu'en bonne jus-
tice, on ne saurait ici incriminer la liqueur de Villate. Elle nous a donné tout ce qu'on pouvait lui demander, c'est-à-dire la guérison de l'abcès froid
axillaire.

Des observations mentionnées dans ce chapitre,
nous pouvons conclure sans craindre d'être démentis,
que la liqueur de Villate a une efficacité incontes-

table contre la carie des os. La plupart des malades avaient épuisé toutes les ressources de la thérapeutique lorsqu'on eut recours à ce médicament, et presque constamment le succès répondit aux espérances que l'on avait conçues.

Quant à la manière de pratiquer les injections, nous n'avons rien à ajouter à ce que nous avons dit au commencement. Il faut que l'injection pénètre sur tous les points malades ; c'est donc au chirurgien à agir en conséquence en dilatant préalablement les trajets fistuleux, s'il sont trop étroits ou trop sinueux.

Enfin, pour que la liqueur de Villate réussisse, il faut que la carie soit stationnaire et à l'état chronique : nous en avons donné la preuve dans l'observation précédente ; enfin nous ne saurions trop le redire, pour peu qu'il y ait un état aigu, la liqueur l'exaspère et, au lieu d'une inflammation modificatrice salutaire, elle détermine quelquefois une inflammation phlegmoneuse qui peut avoir des conséquences plus ou moins graves.

OBSERVATION XVIe. — *Carie de la tête du premier métatarsien. — Phlegmon du pied déterminé par une injection prématurée de liqueur de Villate. — Guérison. —* Girard, journalier, âgé de 45 ans, entre, le 7 juillet 1865, dans mon service à l'hôpital de Lisieux.

Cet homme, d'une bonne constitution, a toujours eu une bonne santé. Il y a vingt-cinq jours, il s'est donné en travaillant un coup de hache qui lui a ouvert l'articulation métatarso-phalangienne du pouce droit. Aujourd'hui, la plaie suppure abondamment, et avec le stylet on traverse la tête du métatarsien. En prenant le pouce d'une main et le métatarsien de l'autre, et leur imprimant des mouvements de latéralité, on sent une crépitation qui indique que les surfaces osseuses sont dénudées. Douleurs très-vives dans le pied empêchant·le malade de dormir ni jour ni nuit. Cet état persistant malgré le repos et les cataplasmes, je fais, le 17 juillet, une injection de liqueur de Villate. Douleur très-vive. Augmentation de l'inflammation et développement, sur le dos du pied, d'un phlegmon qui nécessite deux incisions. Je revins alors à l'application des cataplasmes. Quelques jours après, deux contre-ouvertures furent pratiquées autour de l'articulation. Un séquestre fut extrait.

Au bout d'un mois, ces accidents aigus étant calmés, on sentait au fond des plaies les os dénudés et ramollis. Je pansai alors avec des mèches trempées dans de la liqueur de Villate et introduites jusqu'au fond des plaies. De cette fois elle fut parfaitement supportée, et en trois semaines la cicatrisation était complète. Le malade quittait l'hôpital le 20 septembre, et commençait à s'appuyer sur son pied pour marcher.

J'en ai la conviction, si j'avais employé la liqueur de Villate un mois plus tard, je n'aurais peut-être pas évité les contre-ouvertures autour de l'articulation métatarso-phalangienne, mais je n'aurais pas eu le phlegmon de la face dorsale du pied. Cet accident n'a pas eu ici de conséquences fâcheuses; mais il est sage de ne pas s'y exposer, parce que, dans d'autres circonstances, on pourrait avoir à le regretter. Chose bien remarquable! c'est que cette même liqueur, qui était dangereuse au début, a procuré une guérison rapide quand on sentait encore les os cariés au fond de la plaie, mais alors que la période aiguë était passée. Ce fait nous prouve de la façon la plus évidente, que la liqueur de Villate ne doit être employée que lorsque l'affection est passée à l'état chronique, et ce que nous disons ici pour la carie, s'applique d'une manière générale à toutes les autres maladies dans lesquelles on se sert de ce médicament.

CHAPITRE IV

MAL PERFORANT DU PIED

Cette affection pouvait jusqu'à un certain point être placée à côté de la carie; cependant elle en diffère tellement par quelques-uns de ses caractères que nous avons cru devoir lui consacrer un chapitre spécial. Quoique la description de cette singulière maladie soit de date récente, on peut dire qu'aujourd'hui elle est complète. On connaît le début du mal, sa forme ulcérative, ses progrès incessants qui, ne respectant aucune barrière, envahissent successivement les gaînes tendineuses, les articulations, le périoste et les os. On a constaté ses récidives continuelles en dépit des traitements les mieux appropriés. On a en vain employé les cautérisations avec le nitrate d'argent, les applications de teinture d'iode et des caustiques

les plus variés, l'ablation avec le bistouri des lamelles
épidermiques qui entourent l'ulcère, l'extirpation de
la surface ulcérée et même l'amputation de la partie
affectée. La maladie se reproduit le plus souvent avec
une persistance désespérante et dans certains cas finit
même par amener la mort. Contre une affection aussi
rebelle et à marche aussi chronique, il était naturel
d'essayer la liqueur de Villate. C'est ce que fit
M. Nélaton sur un malade qui entra dans son service,
M. Anger, alors son interne, a recueilli cette observation et a bien voulu me la communiquer.

OBSERVATION XVIIe. — *Mal perforant du pied.*
— *Injections de liqueur de Villate et abrasion des bords de*
l'ulcère. — *Guérison.* — X..., âgé de 35 ans, garçon de
chantier, est entré en 1866 à l'hôpital des Cliniques pour
un mal de pied dont il souffre depuis trois mois environ.
Au milieu du talon gauche existe une ulcération profonde
d'un centimètre, de la largeur d'une pièce de cinquante
centimes, à bords taillés à pic et un peu boursouflés, à
fond grisâtre et ardoisé. Au repos, cet ulcère est complétement indolent, mais la marche et même la station debout sont devenues très-pénibles. Cette ulcération est
sèche ; c'est à peine si après la marche le linge est ma-
culé d'une sanie rougeâtre. L'exploration avec le stylet
démontre que l'os n'est pas à nu et nécrosé au fond de la
plaie. M. Nélaton diagnostique un mal perforant simple
et prescrit des injections avec la liqueur de Villate et le
repos absolu.

Au bout de quelques jours, la plaie s'est en grande
partie comblée et des bourgeons rosés ne tardent pas à

faire saillie à sa surface. C'est alors qu'avec un bistouri
on fait l'abrasion du bourrelet épidermique qui circon-
scrit le bourgeonnement venu du fond de la plaie. Les applications de liqueur de Villate furent remplacées par un
pansement simple, et le malade sortit guéri, après un séjour de trois semaines.

Cette observation a une grande importance, d'abord
parce que le diagnostic a été porté par M. Nélaton
lui-même. On ne pourra donc pas nous objecter que
nous avions affaire à une ulcération simple : ensuite
la guérison s'est opérée avec une rapidité remarquable
sous l'influence de la liqueur de Villate. Reste à
savoir s'il n'y a pas eu de récidive ultérieure. Malheureusement nous manquons de renseignements à
cet égard. A ce point de vue, le fait suivant présente
un grand intérêt.

OBSERVATION XVIIIe. — *Mal perforant simple du
pied. — Guérison rapide par la liqueur de Villate.* — Bliet,
Pierre, 27 ans, batteur en grange, entre le 23 décembre 1867 à l'hôpital de Lisieux.

Cet homme, grand, fort, d'une excellente constitution,
porte, à la partie moyenne du bord externe du pied gauche, dirigée vers la face plantaire, une ulcération oblongue de trois centimètres de long sur un centimètre et
demi de large. Cette ulcération paraît creusée dans un
durillon. Elle est profonde d'un centimètre environ. Sa
surface est grisâtre, sanieuse ; elle ne donne lieu qu'à un
léger suintement sanguinolent. On ne sent pas dans la
plaie de tissu osseux dénudé. Cette affection date de plu-

sieurs années. Déjà le malade a guéri quatre fois sous l'influence du repos et de remèdes qu'il ne peut indiquer.

Mais chaque fois qu'il était guéri, dès qu'il se remettait à travailler, l'ulcération se reproduisait.

Traitement : repos au lit ; panser la plaie avec de la charpie imprégnée de liqueur de Villate.

La guérison fut rapide et, le 20 janvier, elle était complète. Le malade resta, sur sa demande, à l'hôpital le mois suivant, pour y travailler. Il sciait et cassait du bois. Il voulait ainsi s'assurer que la guérison était définitive et que le mal ne se reproduirait pas comme les autres fois. Lorsqu'il sortit, le 21 février, la cicatrice ne présentait aucune tendance à s'ulcérer de nouveau.

Cette observation est le complément de la précédente ; même diagnostic, mal perforant simple sans carie ni nécrose, limité seulement aux parties molles ; même rapidité dans la guérison ; seulement après nous suivons notre malade pendant un mois. Bien qu'il soit à regretter que nous n'ayons pu l'observer plus longtemps, nous avons de grandes présomptions pour croire à la persistance de la guérison, car cet homme n'a quitté l'hôpital que bien convaincu par l'expérience qu'il avait acquise précédemment qu'il n'avait plus rien à redouter.

OBSERVATION XIXe. — *Mal perforant du pied, datant de quatre ans, compliqué de carie. — Emploi de la liqueur de Villate. — Guérison.* — Boucher, garçon charcutier, âgé de 45 ans, porte à la plante du pied gauche, dans un point qui correspond à la tête du deuxième métatarsien, une ulcération profonde de trois centimètres de diamètre environ à sa surface, mais s'élargissant au-dessous de la peau épaissie. Au fond de cette plaie, on rencontre une portion d'os dénudé et nécrosé. Cet ulcère donne lieu à un écoulement de sanie horriblement fétide. Cette affection a débuté il y a quatre ans, et depuis lors le malade a été traité, à quatre reprises différentes, par des cautérisations et le repos, et aussitôt qu'il se remettait à marcher le mal se reproduisait. M. Nélaton, qui a vu ce malade au commencement d'août, a diagnostiqué un mal perforant du pied et l'a adressé à M. Saurel, qui a d'abord fait, pendant trois jours, dans la plaie une injection de liqueur de Villate ; puis, après trois jours de repos, il a excisé les parties d'épiderme durci et épaissi qui entouraient les bords de la plaie et il a pu extraire un séquestre. Depuis ce moment, il a touché à plusieurs reprises le fond de la plaie avec la liqueur de Villate, laissant entre chaque application un intervalle plus ou moins long, suivant l'effet produit, et aujourd'hui, 5 octobre, le malade est en voie de guérison. Il peut marcher et faire même une course assez longue puisque, pour venir chez le docteur Saurel, il parcourt à pied un trajet d'environ trois kilomètres.

8 novembre. Depuis un mois le malade est complétement guéri.

Dans les observations précédentes nous n'avons eu affaire qu'à un mal perforant simple, c'est-à-dire à une ulcération limitée aux parties molles; ici au contraire la maladie a fait des progrès, elle a envahi le tissu osseux, malgré plusieurs traitements énergiques qui à quatre reprises différentes avaient amené une guérison temporaire. Il s'agissait donc d'une affection des plus graves, essentiellement rebelle, et dont le diagnostic porté par M. Nélaton lui-même ne saurait être contesté. Eh bien, la liqueur de Villate a produit le plus heureux résultat. Sous son influence, le séquestre osseux s'est détaché, la plaie est devenue de bonne nature et a marché vers une guérison rapide.

Les faits qui précèdent ont une valeur incontestable, et méritent d'être pris en sérieuse considération. On peut regretter que les malades n'aient point été observés plus longtemps après leur guérison; néanmoins la liqueur de Villate a eu un effet si remarquable, si prompt, qu'on peut la considérer comme le remède spécifique contre le mal perforant du pied.

CHAPITRE V

ABCÈS FROIDS

Si nous avons obtenu des succès, dans le traitement des caries osseuses, avec la liqueur de Villate, nous en avons eu d'au moins aussi remarquables dans le traitement des trajets fistuleux consécutifs aux abcès froids, quelles que soient d'ailleurs leur origine et leur situation.

OBSERVATION XXe. — *Abcès froids, multiples consécutifs à une coxalgie. — Trajets fistuleux s'étendant dans le petit bassin jusqu'autour du rectum. — État grave, injec-*

tions iodées. — Drainage. — Insuccès. — Injections de liqueur de Villate. — Guérison rapide. — Mme G., de La Ferté-Macé, âgée de 20 ans, d'une constitution délicate, d'un tempérament lymphatique, a eu une coxalgie (côté gauche) dans sa première enfance. Elle était bien guérie, et à part une légère claudication résultant de la luxation de la tête fémorale, aucun accident n'était survenu depuis, lorsqu'en 1864 deux petits abcès sous-cutanés se formèrent entre le grand trochanter et l'ischion. Ils étaient séparés par un trajet fistuleux superficiel d'une longueur d'environ trois centimètres. M. le docteur Bignon fut appelé ; il pratiqua des injections iodées et obtint la guérison en une quinzaine de jours.

Au mois d'août 1865, nouvelle formation à peu près dans les mêmes points d'abcès multiples communiquant entre eux par des trajets fistuleux. Le dernier de ces abcès a été ouvert dans le courant de mars 1866, et a succédé à un état de tuméfaction considérable de toute la région malade. Il répondait à la fistule inférieure que nous observons aujourd'hui. Au-dessus, entre le grand trochanter et l'ischion, existait un orifice fistuleux dans lequel on pénétrait profondément (presque toute la longueur du stylet), par la grande échancrure sciatique, dans l'excavation pelvienne. Les injections d'eau tiède seule causaient de ce côté de vives douleurs répondant à l'anus. Le pus stagnait au fond de ce cul-de-sac et sortait plus ou moins abondamment par la fistule chaque fois que le malade faisait des efforts pour aller à la garde-robe.

M. Bignon avait employé pendant plusieurs mois les injections iodées et les bains de siége sulfureux, suspendant l'emploi de ces moyens à chaque nouvelle poussée inflammatoire précédant la formation des collections pu-

rulentes. Il maintenait en même temps les orifices dilatés
par des mèches de charpie pour la libre sortie du pus.
Dans les derniers temps, d'après les conseils de M. Nélaton, M. Bignon avait employé les cordes à boyau progressivement plus grosses pour obtenir le redressement et la
dilatation des trajets fistuleux, puis enfin le drainage ; le
tout inutilement.

Vers le milieu d'avril, la malade, à laquelle M. Nélaton
avait conseillé les injections de liqueur de Villate, ne
pouvant croire qu'il s'agissait du médicament employé
par les vétérinaires, vint me consulter d'après le conseil
de M. Bignon.

Je pus alors l'examiner et voici ce que je constatai :

Mme G... est pâle, amaigrie, épuisée par la suppuration.
Elle marche encore, mais difficilement et se borne à faire
quelques pas dans sa chambre. Toute la région située
entre le grand trochanter et l'ischion est couverte de cicatrices irrégulières , trace des abcès mentionnés plus
haut. Entre la tubérosité de l'ischion et le sommet
du grand trochanter, un peu plus haut que ce dernier, se
trouve un orifice fistuleux, (fistule supérieure) par lequel
on peut introduire un stylet qui pénètre de toute sa longueur jusqu'au niveau du coccyx. Cet orifice communique
avec une autre fistule qui se dirige en bas et en dehors
(fistule inférieure), et vient s'ouvrir au dehors après un
trajet de quinze centimètres. On ne constate dans ces diverses fistules aucune altération osseuse. Quand la malade
va à la garde-robe il sort un flot de pus, tantôt par l'orifice supérieur, tantôt par l'orifice inférieur. Jamais il
n'en est sorti par l'anus. La défécation est toujours douloureuse.

En présence de semblables désordres, j'ai insisté pour

qu'on employât la liqueur de Villate prescrite par M. Nélaton; en même temps, à l'intérieur, on donnait l'huile
de foie morue et le sirop antiscorbutique de Portal avec
l'iodure de fer.

M. Bignon commença les injections le 24 avril ; elles
furent faites par séries de trois injections (une injection
chaque matin pendant trois jours consécutifs), séparées
par six à sept jours de repos. Trois séries d'injections ;
neuf, par conséquent, ont amené l'occlusion complète du
double trajet fistuleux. La liqueur a été employée pure
d'emblée.

Les trois premières injections furent atrocement douloureuses pendant plus de six heures. La seconde déter-
mina même dans la soirée de l'agitation, du délire et des
soubresauts de tendons. La tolérance s'établit pendant la
deuxième série. M. Bignon coupa la liqueur avec un
quart d'eau pour la première injection de cette deuxième
série. Mais à la troisième série la douleur se montra
d'abord très-supportable, puis à peu près nulle. Les orifices fistuleux ont été traités de la même manière par des
applications au moyen de charpie imprégnée de liqueur.
Mais ayant remarqué que la liqueur bleue, c'est-à-dire
celle dans la préparation de laquelle on remplace le vinaigre par de l'acide pyroligneux, déterminait une cautérisation trop forte et rendait les plaies plus profondes,
M. Bignon s'est servi de la liqueur préparée avec le vinaigre de vin, et les effets se sont montrés plus satisfaisants.

Le 23 juin, M. Bignon m'écrivait : « Depuis la fin de
» mai la fistule n'existe plus. Depuis huit jours l'ori-
» fice supérieur est cicatrisé, l'inférieur ne présente plus
» qu'une petite plaie de la grandeur d'une pièce de vingt

» centimes au plus, s'accompagnant encore d'un peu de
» décollement de la peau d'un côté. L'état général qui
» s'est relevé avec une très-grande promptitude est à
» l'avenant de l'état local. L'appétit est excellent, les di-
» gestions parfaites, le sommeil très-bon. La malade, qui
» pouvait à peine faire quelques pas à la fin d'avril,
» marche aujourd'hui sans aucune gêne, abstraction faite
» bien entendu de la claudication qui résulte de la luxa-
» tion du fémur du côté malade. »

Pour guérir le petit décollement, j'ai conseillé de remplacer la liqueur de Villate par un pansement à l'alcool.
Au bout d'une quinzaine de jours cette petite plaie était
fermée. Je prescrivis néanmoins les bains de mer pour
consolider cette guérison et tâcher, en fortifiant la santé
générale, de prévenir les récidives.

Le 2 août, Mme G..., en se rendant à Trouville, vint
me voir. Je pus constater qu'elle avait un embonpoint
très-marqué ; elle était fraîche. L'état général était des
plus satisfaisants, et elle était grosse d'un mois. Elle ne
ressentait plus aucune douleur dans la défécation. Les
fistules étaient indolentes et cicatrisées ; seulement,
à l'orifice intérieur, il y avait une petite croûte grosse
comme une lentille et qui existait depuis un mois sans
aucune suppuration. J'enlevai la croûte et je trouvai avec
le stylet un trajet fistuleux très-étroit, mais ayant encore
quatre centimètres de profondeur ; par la pression, on ne
faisait sortir aucune gouttelette de pus. Je conseillai encore quelques injections de liqueur de Villate et des
bains de mer chauds.

Le 30 août, Mme G... revient me voir. Sa santé est des
plus satisfaisantes. Elle a pris dix-huit bains de mer
chauds et a fait deux séries de trois injections de liqueur

de Villate. Dès la seconde série, la moitié du trajet était
cicatrisée. Aujourd'hui il reste une petite croûte de cinq
millimètres de diamètre à l'entrée de la fistule. Après
l'avoir enlevée, l'exploration la plus minutieuse avec un
stylet très-fin ne fait découvrir aucune trace de fistule.
On peut donc considérer la malade comme définitivement
guérie. J'ai revu Mme G... au mois d'août 1868, c'est-à-
dire deux ans après sa guérison ; sa santé a toujours été
excellente et a parfaitement résisté à l'épreuve d'une
grossesse et d'un accouchement qui s'est très-heureuse-
ment terminé.

Il est difficile de trouver un fait qui mette mieux
en relief l'efficacité de la liqueur de Villate. La malade recevait les soins les plus éclairés du docteur
Bignon et de M. Nélaton ; tour à tour on avait essayé les injections iodées, les bains sulfureux, la dilatation, le drainage et cependant aucune amélioration
ne se manifestait. Les clapiers s'étendaient dans le
petit bassin jusqu'au pourtour du rectum ; l'état général s'aggravait, la malade ne pouvait plus marcher.
C'est dans de semblables circonstances que M. Nélaton prescrivit la liqueur de Villate ; eh bien ! en moins
d'un mois, les accidents cessent comme par enchante-
ment, les fistules se cicatrisent, les forces reviennent, la malade recouvre la faculté de marcher. Il
reste bien encore une petite fistule, mais elle se cicatrise définitivement, deux mois après, sous l'influence
de quelques injections de liqueur de Villate. Nous ne
manquerons pas de faire observer que, malgré l'éten-

due des fistules et des clapiers, nous n'avons vu aucun symptôme d'empoisonnement. Nous ne pourrions adresser qu'un seul reproche au traitement, c'est d'avoir causé de bien vives douleurs dans les premières injections ; mais, dès la seconde série d'injections, la tolérance s'était établie, les souffrances étaient devenues supportables ; d'ailleurs nous ne devons pas nous montrer plus exigeants que la patiente elle-même qui, en présence du résultat obtenu, ne se plaignait pas des douleurs qu'elle avait endurées, mais regrettait qu'on n'eût pas employé plus tôt la liqueur de Villate. Nous n'exprimons pas le même regret. Plus tôt, nous n'aurions peut-être pas eu le même succès, la maladie n'étant pas assez chronique.

OBSERVATION XXIe. — *Abcès froid sous-deltoïdien. — Teinture d'iode, pas d'amélioration. — Liqueur de Villate, guérison.* — M. Th..., de Bonneville-la-Louvet, cultivateur, âgé de 62 ans, grand, fort, a toutes les apparences d'une bonne constitution. Cependant il porte à la fesse droite une cicatrice déprimée, adhérente à l'ischion, cicatrice qui serait le résultat d'un abcès survenu dans sa jeunesse à la suite d'une chute sur cette partie, et depuis une trentaine d'années, tous les ans, il se forme, à la partie postérieure de la cuisse, un abcès qui s'ouvre spontanément, donne lieu à une fistule qui suppure pendant plusieurs mois et finit par se cicatriser.

Depuis deux ans, M. Th... éprouve des douleurs dans l'épaule gauche. Ces douleurs se sont accompagnées de tuméfaction au sommet de l'épaule et, il y a un an, mon excellent confrère, le docteur Marais, qui donnait des soins

au malade, ouvrit avec le caustique une petite tumeur
fluctuante, qui s'était formée au niveau de l'insertion
humérale du deltoïde. Il s'écoula du pus et, au bout de
quelque temps, la plaie se cicatrisa. Depuis ce moment,
la douleur de l'épaule a toujours persisté, le gonflement a
augmenté et aujourd'hui, 10 avril 1868, le malade se
présente dans l'état suivant : le bras est immobile et ac-
colé au tronc; il ne peut le lever ni l'écarter du corps. Le
moignon de l'épaule offre une saillie considérable, surtout en avant, très-fluctuante. Le deltoïde tout entier est
soulevé et tellement distendu et aminci qu'il ne peut se
contracter. Cette tumeur n'offre aucun changement de
coloration de la peau et est médiocrement douloureuse à
la pression. Les mouvements de rotation imprimés à l'hu-
mérus ne déterminent pas de crépitation. La tumeur est
ouverte à sa partie inférieure, près de l'insertion humérale du deltoïde. Il s'écoule un liquide séro-purulent dans
lequel nagent des fausses membranes. J'introduis dans ce
vaste foyer un drain de quinze centimètres de longueur,
que je maintiens fixé à l'orifice de la plaie et je pratique
des injections, avec un mélange de cinq cuillerées d'eau
pour une cuillerée de teinture d'iode. Cette injection devra être répétée tous les jours, et dans huit jours elle se
composera de deux cuillerées de teinture pour quatre
d'eau.

Le 12 mai, on renouvelle le drain qui s'est gonflé et
allongé, et qui, replié sur lui-même, est une cause de
douleur, puis on pratique tous les deux jours une injection de teinture d'iode pure.

Le 30 mai, la suppuration est toujours abondante et
fétide. Continuer l'injection iodée.

Le 11 juin, même état que le 30 mai. Injections de

liqueur de Villate. La première est coupée avec moitié eau ; comme elle est bien supportée, les autres sont faites avec la liqueur pure pendant trois ou quatre jours de suite, suivies d'un repos de même durée.

Le 4 juillet, il n'y a plus de suppuration ; on retire le drain et l'on fait dans la fistule une injection pendant trois jours, puis repos pendant huit jours, et ainsi de suite jusqu'à la fin du mois.

Au commencement d'août, on reprend les injections de liqueur de Villate pure tous les jours ; il n'y a presque pas de suppuration, mais l'épaule est toujours douloureuse ét les mouvements d'abduction des bras sont impossibles. A partir du 20 août on ne fait plus que deux ou trois injections par semaine, et le 1er octobre la plaie est définitivement cicatrisée. Le 13 octobre, je constate la guérison. L'épaule est toujours le siége de quelques douleurs et les mouvements d'abduction sont impossibles. Mais il n'y a pas de gonflement et pas de tendance à la formation de nouvelles collections purulentes.

Chez le sujet qui fait l'objet de cette observation, nous voyons un énorme abcès froid se développer sous le muscle deltoïde, d'une façon lente et progressive, puisque le début remonte à deux ans. Quoique le tissu osseux de l'articulation ne soit pas malade, et par conséquent ne soit pas le point de départ de cette collection purulente, on ne peut méconnaître sa gravité. Tout d'abord nous employons le drainage combiné avec les injections iodées. Après deux mois de ce traitement continué avec persévérance, la suppuration était toujours abondante et fétide ; il n'y avait aucune

tendance à la cicatrisation. Alors seulement nous avons
eu recours aux injections de Villate, et comme toujours elles nous ont donné le résultat le plus satisfaisant. Au bout de vingt jours il n'y a presque plus de
suppuration. Il ne reste plus qu'un trajet fistuleux
donnant lieu à un léger suintement purulent. Ce dernier fut long à se tarir. Finalement après trois mois de
persévérance, on obtint la guérison définitive. Il est
bien resté un peu de sensibilité dans le moignon de
l'épaule et une grande gêne dans les mouvements du
bras, mais l'énorme distension que le deltoïde avait
subie pendant près d'un an, avait dû altérer ses fibres
musculaires et compromettre ses fonctions. Avec le
temps, il est bien probable qu'une partie des mouvements se rétablira. Quoi qu'il arrive, du reste, la
liqueur de Villate a cicatrisé le vaste foyer qui existait sous le muscle, et c'est tout ce qu'on pouvait lui
demander.

OBSERVATION XXIIe. — *Abcès froid péri-articulaire,
injections iodées ; insuccès. — Guérison par la liqueur de
Villate.* — Je fus appelé au séminaire de Lisieux, le 3 août
1863, pour voir un jeune homme âgé de 14 ans, d'une
constitution lymphatique, atteint d'un abcès froid, volumineux, occupant la partie interne du genou et de la
cuisse droite, dont le début remontait à six semaines. Je
fis deux ouvertures : une à la partie supérieure de l'abcès,
l'autre dans le point le plus déclive, à sa partie inférieure,
au niveau de la ligne articulaire. Les deux ouvertures
étaient distantes l'une de l'autre de 10 centimètres au

moins. Le stylet permit de constater l'intégrité des os. L'articulation était d'ailleurs intacte.

Le malade partit en vacances à la campagne. En septembre, au bout d'un mois, les deux orifices fistuleux qui succédèrent aux incisions faites par le bistouri n'étant pas cicatrisés, je fis faire six injections dans le trajet avec de la teinture d'iode pure. La suppuration diminua, mais la cicatrisation ne se fit pas. Le jeune homme rentra au séminaire au commencement d'octobre.

Le 19 novembre, son état restant stationnaire, je fis une injection avec la liqueur de Villate par l'orifice supérieur ; elle ressortit par l'inférieur. Douleur vive pendant la demi-heure qui suit l'injection.

Les 20, 21, 22, injection ; puis on cesse.

3 décembre. Mieux marqué : l'orifice supérieur est cicatrisé ; je fais une injection par l'orifice inférieur, puis on cesse les injections, et, le 10 décembre, il n'y a plus de suppuration ; la cicatrisation, cependant, n'est pas complète.

Le 7 janvier 1864, l'orifice supérieur est complétement cicatrisé, l'inférieur donne encore un léger suintement. Je prescris trois injections par cet orifice. Ces injections, faites par le malade, sont sans résultat.

Le 14 et le 17 janvier, je pratique moi-même l'injection en la portant profondément au fond de la fistule à l'aide de la canule d'un trocart explorateur.

Tout en faisant ce traitement, le malade continue à se lever et à aller à pied, tous les jours, au collége. A la fin du mois de janvier, le genou enfle de nouveau, et il se forme un abcès volumineux en arrière du genou. L'enfant retourne à la campagne, chez ses parents, près d'Orbec, où il reçoit les soins éclairés du docteur Trinité. Vers le milieu de février, mon confrère ouvre l'abcès et fait dans le foyer, à plusieurs reprises, des injections de teinture d'iode. En même temps, il prescrit à l'intérieur l'huile de foie de morue et un régime tonique.

Je revois le malade le 1er avril, et je le trouve dans l'état suivant : le genou est tuméfié ; en arrière, dans le creux du jarret, on trouve deux orifices fistuleux à 10 centimètres l'un de l'autre ; la suppuration est abondante. Impossibilité absolue de se servir du membre. Je conseille le repos absolu au lit, et l'injection de Villate trois jours de suite, puis cesser pendant huit jours pour reprendre après l'injection, et ainsi de suite jusqu'à guérison complète. Trois séries d'injections furent pratiquées par le docteur Trinité, le 1er, le 8 et le 20 avril. A partir de la dernière, la cicatrisation marche rapidement, et, au commencement de mai, elle est complète et définitive. Depuis, il n'y a pas eu de récidive, et le malade se sert parfaitement de son membre.

Dans cette observation, nous voyons un abcès froid considérable se former autour de l'articulation du genou chez un enfant lymphatique. Le décollement et les fistules qui succèdent à l'abcès ne sont point améliorés par les injections iodées, tandis que, sous l'influence de cinq injections de liqueur de Villate seulement, la cicatrisation est presque complète. Malheureusement, l'enfant ne garde pas le repos : il continue à marcher, à aller à pied tous les jours au collége ; un nouvel abcès se produit, et le malade quitte le séminaire pour retourner à la campagne, dans sa famille. Là l'abcès, étant ouvert, est traité de nouveau

par la teinture d'iode sans plus de succès que la première fois ; c'est alors que neuf injections de la liqueur de Villate, avec le repos complet du membre,
amènent une guérison radicale en un mois. Ce fait
nous démontre encore une fois de plus, non-seulement
l'efficacité de la liqueur de Villate, mais encore sa
supériorité sur la teinture d'iode. Il en est de même
dans l'observation suivante :

OBSERVATION XXIIIe. — *Trajet fistuleux consécutif
à un abcès froid. — Injections iodées sans résultat. — Guérison par la liqueur de Villate.* — Mme de N... m'amena,
au mois d'octobre 1863, sa fille âgée de 6 ans, enfant
faible, délicate, qui avait près du lobule de l'oreille un
petit trajet fistuleux d'un centimètre de longueur environ
qui était consécutif à un petit abcès froid. Depuis deux
mois, cette petite fistule persistait, au grand chagrin de la
mère. Je prescrivis des injections iodées, mais sans succès. Enfin, au bout d'un mois, on se décida à faire une
seule injection de liqueur de Villate, et la cicatrisation
s'opéra sans laisser de cicatrice.

J'avoue que, en présence de la peau si fine, si délicate de cet enfant, je n'osai pas tout d'abord proposer
la liqueur de Villate. Il me fallut, pour ainsi dire, y
être contraint par l'inefficacité de tous les autres moyens
précédemment employés. Ce petit trajet fistuleux était
peu de chose, si l'on veut ; mais quand on sait combien ces fistules sont rebelles, combien les parents se
préoccupent de ne pas les voir guérir, et combien

surtout ils redoutent une cicatrice difforme, on n'hésitera pas à reconnaître que la liqueur de Villate nous a rendu un véritable service.

Non-seulement les abcès froids donnent lieu à des fistules intarissables, mais souvent leur cavité se remplit de fongosités dont la guérison s'obtient difficilement et laisse des cicatrices désagréables. Dans l'observation suivante, nous avons eu à nous louer de l'emploi de la liqueur de Villate, tant sous le rapport de la rapidité de la guérison que du résultat obtenu.

OBSERVATION XXIVe. — *Abcès froid. — Amincissement de la peau. — Développement de fongosités dans la cavité de l'abcès. — Guérison en quinze jours.* — Enfant âgée de 10 ans, lymphatique. Sous la mâchoire du côté droit, abcès froid qui s'est ouvert par une petite ouverture. La peau est très-amincie et refoulée en avant par des fongosités qui remplissent le foyer et présentent le volume d'une amande sèche.

30 octobre. J'incise la peau amincie et je place dans le foyer de la charpie trempée dans de la liqueur de Villate. Le pansement devra être renouvelé tous les jours.

5 novembre. Les bourgeons sont réprimés. Aspect de la plaie satisfaisant. Pansement avec un linge enduit de cérat.

Au bout de dix jours, l'enfant est guérie. La cicatrice est linéaire.

OBSERVATION XXVe. — *|Abcès froid de la région antérieure du cou chez une scrofuleuse. — Injections iodées, puis injections de liqueur de Villate. — Guérison en vingt* *jours.* — Le 15 février 1866, on amène à ma consultation une petite fille âgée de 9 ans, scrofuleuse, peu développée pour son âge, cils longs, blépharite ciliaire, teint pâle.

Elle porte à la partie antérieure du cou, au niveau du cartilage cricoïde, une tumeur fluctuante, grosse comme la moitié d'une noix. La peau qui recouvre le sommet de la tumeur est violacée. Je fais une incision et il s'écoule du pus mal lié. Cataplasmes. — Deux jours après il sort à plusieurs reprises différentes de la plaie deux petites concrétions osseuses.

Le 20 février, la plaie est détergée; seulement la peau est très-violacée et très-amincie. Je pratique une injection avec de la teinture d'iode pure à trois reprises différentes, en laissant un jour d'intervalle entre chaque injection.

Le 2 mars, l'enfant est souffrante et a un torticolis. On cesse les injections.

Le 23 mars, le torticolis est guéri. Pas de tendance à la cicatrisation. Injection de liqueur de Villate qui est continuée le 25, le 26 et le 27. Du 30 mars au 4 avril, repos. On fait alors une dernière injection, et le 19 on me ramène l'enfant qui est guérie. Le recollement de la peau est complet.

J'ai revu dernièrement cette enfant; la cicatrice est à peine apparente.

L'injection iodée n'a pas été employée assez longtemps pour que l'on puisse affirmer qu'elle n'aurait pas pu cicatriser les parois de l'abcès. Cependant elle n'avait produit aucun effet appréciable lorsqu'on a eu recours à la liqueur de Villate qui, avec cinq injections et en moins de vingt jours, a amené la cicatrisation d'une de ces plaies dont il est si souvent difficile d'obtenir la guérison,

Dans l'observation qui suit, appartenant au docteur Caldas, la liqueur de Villate a été employée après que l'on eut bien constaté l'impuissance de l'injection iodée.

OBSERVATION XXVIe. — *Abcès froid de la partie supérieure de la cuisse. — Injections iodées pendant un mois ; insuccès. — Guérison rapide par la liqueur de .Villate*[1]. — Un homme de 40 ans entre à l'hôpital le 16 août 1866, présentant à la partie supéro-antérieure de la cuisse gauche, au-dessous de l'arcade crurale, une tumeur du volume d'une grosse orange, molle, avec fluctuation équivoque très-douloureuse, surtout à la pression, dont l'apparition remonte à six mois. Une petite cicatrice à la partie inférieure résulte d'un abcès semblable, c'est-à-dire de nature scrofuleuse, ouvert un an auparavant à l'hôpital. Dès lors un traitement interne et externe est appliqué, et le 28 l'abcès est ouvert. La suppuration séro-purulente, très-abondante, n'ayant pas changé un mois après, malgré les injections iodées, on y substitua le vinaigre de Villate, qui, par l'intermédiaire d'une sonde flexible, parvint dans toutes les sinuosités du foyer. Une vive douleur en résulta, qui obligea d'attendre quelques jours pour renouveler ces injections. Bientôt l'écoulement diminua en présentant les caractères du pus phlegmoneux, et le 18 octobre le foyer était complétement tari, si bien que l'opéré quitta l'hôpital le 20.

[1] *L'Union médicale*, 2 mars 1867, p. 436.

OBSERVATION XXVIIe. — *Abcès froid volumineux.*
— Drainage. — Injections iodées sans succès. — Liqueur
de Villate. — Guérison. — Prébu (Désirée), tisserande,
âgée de 48 ans, entre le 4 mai 1866 à l'hôpital de Lisieux.

Cette femme, habituellement d'une bonne santé, est
pâle, décolorée et présente un aspect cachectique. Il y a
trois mois, elle ressent pour la première fois des douleurs
dans le dos et au niveau de l'épaule gauche. Au bout de
quelque temps, elle s'aperçut qu'il se formait une grosseur dans le dos. Un médecin qu'elle consulta à cette
époque lui dit qu'il se formait un abcès.

A son entrée à l'hôpital, on constate, entre le bord spi-
nal de l'omoplate et la colonne vertébrale, un abcès du
volume du poing. On applique des cataplasmes. Au commencement de juin, mon confrère et ami le docteur Delabordette, qui faisait le service, pratique une ponction ; il
s'écoule du pus, mais la plaie se cicatrise et l'abcès se
reforme. Quinze jours après, M. Delabordette traverse la
tumeur de haut en bas avec un drain ; l'abcès se vide dès
lors facilement. Il s'écoule par le drain un pus infect,
jaunâtre, quelquefois sanguinolent.

Le 1er juillet, je reprends le service et je constate ce qui
vient d'être mentionné. Le drain est situé parallèlement
à la colonne vertébrale. Les deux orifices sont distants l'un
de l'autre de 15 centimètres environ. A 4 centimètres
en dehors de l'orifice inférieur est une ouverture fistuleuse produite par la première ponction qui s'est rouverte.
La colonne vertébrale ne présente aucune déformation ;
elle n'est le siége d'aucune douleur à la pression.

A partir du 4 juillet je fais dans le foyer, à l'aide du
drain, une injection de teinture d'iode pure tous les

jours. En même temps je donne à l'intérieur : vin de quinquina, 100 grammes; huile de foie de morue ; rôti.

Le 21 juillet on cesse les injections iodées.

Le 31, pas de tendance à la cicatrisation. La suppuration est toujours aussi abondante et aussi fétide. Injection de liqueur de Villate tous les jours.

Le 11 août, les douleurs causées par la liqueur de Villate sont supportables; elles ne durent que de deux à trois heures. La suppuration a beaucoup diminué et est bien moins fétide. On supprime le drain et on cesse l'injection.

Du 14 au 18 août inclusivement, reprise de l'injection. On la supprime les jours suivants.

Le 24 août, il n'y a plus de suppuration. L'orifice supérieur est cicatrisé. Par l'orifice inférieur on fait écouler par la pression un liquide séreux, citrin, transparent. La malade n'a plus de douleurs dans le dos. Elle a de l'appétit. L'état général devient très-satisfaisant.

Le 27, le 28 et le 29, injection de liqueur de Villate. Il ne pénètre plus dans le foyer qu'une petite quantité de liquide : deux à trois cuillerées à café environ. L'injection est très-douloureuse.

Repos les jours suivants.

Le 6, le 7 et le 8 septembre, injection.

Le 8, avant de faire l'injection, on fait sortir par la pression, par la fistule inférieure, une sorte de membrane pseudo-membraneuse assez résistante, ayant 5 à 6 centimètres de long; puis on pratique l'injection, et quand le liquide ressort il est mélangé de sang.

Repos les jours suivants.

Le 15 septembre, la pression ne fait plus sortir ni pus, ni sérosité par les orifices qui sont cicatrisés. La malade

est bien guérie, a de l'appétit et prend de l'embonpoint.
Je la garde encore huit jours à l'hôpital pour m'assurer
que la guérison est définitive.

Avons-nous affaire ici à un abcès froid simple ou
bien à un abcès déterminé par une lésion osseuse? Je
sais que l'exploration que-j'ai faite de ce vaste foyer
ne m'a permis de découvrir avec le stylet aucune carie, soit des côtes, soit de la colonne vertébrale. Cependant je pencherais volontiers pour l'existence d'une
altération osseuse, à cause de la nature du pus et de
son horrible fétidité. Quoi qu'il en soit, la précision du
diagnostic nous importe peu. Ce que nous voulons
faire ressortir de ce fait, c'est la démonstration de
l'efficacité de la liqueur de Villate. Ainsi cet abcès
est ouvert au commencement de juin; le 15 juin on
applique un drain à l'aide duquel l'écoulement du
pus se fait très-complétement. Au bout de vingt jours,
pas d'amélioration ; au drain j'ajoute les injections de
teinture d'iode pure qui sont continuées régulièrement tous les jours, pendant quinze jours, puis après
avoir laissé reposer le malade pendant dix jours, ne
constatant aucune amélioration ni dans l'état général, ni dans l'état local, je me décide à essayer la
liqueur de Villate. L'effet de cette injection fut immédiat. Dès les premiers jours la suppuration diminue
notablement et cesse d'être fétide. Enfin après quatre
séries d'injections, l'une de dix jours, l'autre de cinq
et les deux dernières de trois, séparées par quelques
jours de repos et comprenant un total de six semaines,

la malade a été guérie complétement, tandis que le
drainage et l'injection iodée n'avaient amené absolument aucun résultat pendant ce même laps de temps.

La liqueur de Villate agit à la manière de la teinture d'iode, quoique plus énergiquement ; mais il y a
dans le mode d'emploi de ces deux médicaments une
grande différence qu'il ne faut jamais perdre de vue.
Ainsi on peut ponctionner un abcès, le vider et y injecter de la teinture d'iode. Or, qu'on évacue la teinture complétement ou qu'on en laisse une quantité
plus ou moins notable, on n'a rien à redouter, mais
si l'on agissait ainsi avec la liqueur de Villate, on serait exposé à des accidents graves. Il faut pour s'en
servir que l'abcès, comme dans l'observation précédente, soit ouvert depuis quelque temps et transfor-
mé en fistule, de manière que l'injection d'abord, puis
la suppuration qu'elle provoque, puisse s'écouler li-
brement au dehors.

CHAPITRE VI

FISTULES CONSÉCUTIVES A LA FONTE PURULENTE DES TUBERCULES DES TESTICULES.

Tous les chirurgiens savent avec quelle difficulté
guérissent les fistules qui succèdent aux abcès tuberculeux du testicule, et à ce point de vue, on peut les
ranger à côté des abcès froids, avec lesquels ils ont
plus d'un caractère commun. M. le professeur Né-

laton m'a dit en avoir traité un grand nombre par les injections de liqueur de Villate et en avoir obtenu des résultats merveilleux. Dans un cas qui vient de se présenter à mon observation, j'ai guéri mon malade. Voici le fait :

OBSERVATION XXVIIIe. — *Tubercules du testicule.* — *Fistules consécutives.* — *Guérison par la liqueur de Villate.* — Un jeune homme de 22 ans, habituellement d'une bonne santé et ayant l'apparence d'une excellente constitution, ne toussant jamais, et n'ayant jamais eu d'écoulement, ressent, le 22 août 1864, une légère douleur dans le testicule gauche. Il y porte la main et constate l'existence d'une petite tumeur grosse comme une noisette.

Cette tumeur augmentant de volume, il vint me consulter en septembre. Je reconnus l'existence d'un tubercule, et prescrivis l'huile de foie de morue et un emplâtre de Vigo. Au bout de trois semaines, la tumeur s'ouvrit spontanément. Je conseillai alors des cataplasmes de farine de lin pendant quinze jours, puis un pansement simple.

Le 20 novembre, il y avait au testicule deux orifices fistuleux par lesquels s'écoulait une suppuration abondante ; il n'y avait aucune tendance à la cicatrisation. Je fis alors dans ces trajets une injection de liqueur de Villate : elle causa une très-vive douleur. J'en prescrivis deux par semaine.

Le 4 décembre. Cinq injections ont été faites. Le testicule est moins gros. Une des fistules, l'inférieure, est cicatrisée. (Prescription : *Une injection pendant quatre jours, puis repos pendant quatre jours, et ainsi de suite.*)

Le 25 janvier, les fistules sont presque cicatrisées. L'inférieure s'est rouverte, mais il n'y a qu'un très-léger suintement. Continuer *ut suprà*.

Dans les premiers jours d'avril, la cicatrisation est complète. Les orifices des trajets fistuleux sont déprimés ; à leur niveau existe un peu d'induration. Le reste du testicule est sain.

J'ai revu le malade dernièrement et la guérison persistait.

Il suffit de lire les détails de cette observation pour se convaincre de l'action cicatrisante de la liqueur de Villate. Dès les premières injections, la suppuration diminue, une des fistules se cicatrise; il est vrai qu'elle se rouvre plus tard ; mais au bout d'un mois, elles étaient toutes deux rétrécies et ne laissaient plus écouler qu'un très-léger suintement qui a fini par se tarir sous l'influence des injections. Au total, la guérison était complète trois mois après le début du traitement. Sans doute, sa durée peut paraître longue. Le malade, habitant la campagne, était ici abandonné à lui-même ; et peut-être ne faisait-il pas ses injections avec toute l'habileté désirable. Quoi qu'il en soit, nous avons obtenu une guérison, et c'est déjà un succès lorsqu'il s'agit d'une maladie aussi rebelle.

Je n'ai malheureusement eu l'occasion d'employer la liqueur de Villate que dans ce seul cas de fistules tuberculeuses ; mais M. Nélaton a obtenu souvent des guérisons beaucoup plus rapides. Plusieurs fois cinq ou six injections ont suffi, et en quinze jours, trois semaines, un mois au plus, le malade était guéri.

Le fait suivant a été recueilli sous ses yeux par M. Chedevergne, alors son interne.

OBSERVATION XXIXe. — *Fistule tuberculeuse du testicule guérie par la liqueur de Villate.* — Le nommé D..., âgé de 24 ans, est couché au n° 15 de la salle des hommes à la clinique de la Faculté, service de M. Nélaton. Il ne présente rien de carastéristique dans sa santé ; constitution moyenne en apparence. Il y a dix ans, il fut pris de douleurs dans le testicule droit, avec gonflement de cette partie. A la suite, il survint un travail inflammatoire et il se fit un abcès qui s'ouvrit et laissa *un trajet fistuleux*.

A distance, on est frappé de la différence qui existe entre le côté droit et le côté gauche des bourses. Le premier, beaucoup plus gros que l'autre, contient du liquide qui est évacué de la tunique vaginale ; le 10 janvier 1867, après la ponction, la glande séminifère se présente sous la forme d'une masse encore plus volumineuse que celle de gauche, masse dans laquelle on distingue le testicule entouré en arrière par son épididyme. En avant, se voit une dépression qui est l'orifice du trajet fistuleux. Aux deux extrémités de l'épididyme sont deux noyaux ronds et dans l'intervalle une induration sans noyaux limités. On remarque seulement quelques légers renflements moliniformes de distance en distance. Il s'agit bien évidemment d'une affection tuberculeuse du testicule droit ; mais le gauche, quoique beaucoup plus petit, est également atteint. Les cordons, la prostate, les vésicules séminales sont frappés de la même façon. C'est donc une véritable tuberculisation des organes génitaux. Les pou-

mons paraissent indemnes ; jusqu'à présent, du moins, il
n'y a pas de signes de phthisie, seulement le malade s'en-
rhume fréquemment. Quoiqu'il y ait peu de propension
pour le rapprochement des sexes, les fonctions génitales
s'accomplissent encore.

M. Nélaton a l'idée d'essayer les injections de liqueur
de Villate, qui lui ont rendu des services dans des cas de
fistules de diverses espèces. Le traitement est commencé
le 18 janvier. Mais l'injection est d'abord pratiquée mollement par un élève du service, au moyen d'une seringue
de verre, remplie d'un mélange à parties égales de liqueur
et d'eau. Comme la liqueur de Villate est assez mordante,
on ménageait la susceptibilité du malade. Cependant,
après une quinzaine de jours, la cicatrisation ne faisant
aucun progrès, sur le désir de M. Nélaton, je me chargeai
du pansement et j'injectai tous les matins la liqueur pure
avec la seringue d'Anel.

En douze jours la plaie fistuleuse était fermée.

Notre tuberculeux resta encore un mois en notre présence, et elle ne se rouvrit pas. Six mois après il revint
nous voir et la guérison s'était maintenue.

Ainsi voilà un malade dont les poumons sont, il est
vrai, indemnes de tubercules, mais dont les organes
génitaux sont complétement envahis par cette affection, et qui est atteint d'une fistule tuberculeuse du
testicule droit, depuis dix ans, sans qu'il y ait la
moindre tendance à la cicatrisation. Cette fistule si
rebelle en moins de quinze jours se ferme sous l'influence des injections ; et la guérison est bien complète, puisque, sept mois après, on ne constate au-

cune récidive. Il n'est pas possible de citer un fait plus concluant. Cependant peu s'en est fallu que cette observation, si favorable à la liqueur de Villate, ne pût être tournée contre elle.

En effet, l'injection est pratiquée d'abord pendant quinze jours mollement, par un élève, au moyen d'une seringue de verre, et l'on n'obtient aucun résultat. Si l'on avait eu affaire à un observateur moins attentif que M. Nélaton, on aurait pu en conclure que la liqueur de Villate n'avait pas d'action ; mais aussitôt que M. Chedevergne, sur l'invitation de notre excellent maître, fait lui-même les injections avec une seringue d'Anel, afin que la liqueur puisse pénétrer dans toutes les anfractuosités du trajet, la scène change et la guérison survient avec une rapidité vraiment merveilleuse. Si j'insiste en passant sur ce détail, c'est uniquement pour bien faire ressortir l'importance du *modus faciendi* et faire remarquer que dans certaines circonstances, si l'on a échoué avec la liqueur de Villate, cela tient uniquement à ce qu'elle a été mal employée. Du reste, le mode d'injection pour les fistules tuberculeuses du testicule est celui que nous avons décrit pour les autres fistules. Au début, tâter la susceptibilité du malade avec de la liqueur plus ou moins étendue d'eau, puis arriver promptement à la liqueur pure.

CHAPITRE VII

FISTULES ET DÉCOLLEMENTS CONSÉCUTIFS A DES ABCÈS PRIMITIVEMENT CHAUDS MAIS DEVENUS INCURABLES

Tous les chirurgiens sont d'accord sur la nature et sur l'évolution des abcès chauds, ainsi nommés par opposition à ce que l'on désigne sous le nom d'abcès froids; on sait que, si ces derniers se cicatrisent lentement, difficilement, les premiers, au contraire, se terminent promptement par la guérison. Cependant il y a certains abcès chauds qui, en raison de circonstances particulières, donnent lieu à des décollements considérables et à des fistules incurables. Dans les cas semblables, lorsque tous les autres agents thérapeutiques avaient échoué, nous avons eu lieu de nous féliciter de l'emploi de la liqueur de Villate.

§ 1. — ABCÉS CHAUDS EN GÉNÉRAL

OBSERVATION XXX°. — *Abcès sous-deltoïdien.* — *Décollement du deltoïde.* — *Contre-ouvertures, drains, injections iodées, insuccès.* — *Neuf injections de liqueur de Villate; guérison.* — M. Bienassez, propriétaire à Saint-Pair-du-Mont, âgé de 69 ans, habituellement d'une bonne santé, mais usé par le travail, fut pris, au mois de mai 1864, de symptômes de fièvre muqueuse. Au bout

de quelques jours, une vive douleur se manifesta dans
l'épaule droite, disparut et vint se fixer sur l'épaule gauche; et lorsque je vis le malade pour la première fois, le
15 mai, je trouvai l'épaule gauche rouge, tendue, très-
douloureuse à la pression. On sentait comme une fluctuation profonde, mais encore trop obscure pour avoir la
certitude de rencontrer un foyer avec le bistouri ; les mouvements du bras étaient abolis. Je prescrivis quinze sangsues, des cataplasmes, des boissons émollientes et un
laxatif.

N'ayant été rappelé auprès du malade que le 24 mai,
je trouvai l'épaule très-volumineuse, le deltoïde était soulevé et aminci et formait comme une vaste poche très-
fluctuante. Le bras et la main étaient le siége d'un œdème
considérable. Le malade était amaigri, il avait de la fièvre,
et les symptômes muqueux persistaient, mais avec une
intensité moyenne. Je pratiquai une incision à la partie
inférieure du deltoïde, près de son insertion humérale :
une énorme quantité de pus (deux à trois verres environ)
sortit comme un flot par l'ouverture. Bouillons, potages,
eau vineuse.

28 mai. Je place un drain dans l'ouverture de l'abcès.
Tout le deltoïde est décollé. La suppuration est très-abondante et épuise le malade.

9 juin. La suppuration est toujours très-abondante. Le
malade s'épuise, il a le muguet. Injections iodées dans le
foyer tous les jours. Ces injections sont faites avec le plus
grand soin par mon confrère, le docteur Prévost, de Cambremer.

19 juin. Même état. Aucune tendance à la suppuration.
Le muguet va un peu mieux. Une contre-ouverture est
faite au niveau du bord postérieur du deltoïde, de telle

sorte que le drain traverse la plus grande partie du décollement. On continue les injections iodées.

1er juillet. Même état. Anorexie. Grande faiblesse. Pas de recollement des parois du foyer ; suppuration abondante. Le muguet est guéri.

18 juillet. État général meilleur. L'appétit augmente. Vin de quinquina ; viandes rôties ; toniques.

4 août. Le malade commence à se lever. Même état du décollement sous-deltoïdien.

9 septembre. État général très-bon. Le malade se lève, mange avec appétit. Les orifices fistuleux qui ont succédé aux ouvertures pratiquées par le bistouri fournissent toujours une suppuration abondante. Avec une sonde de gomme élastique, je constate que le deltoïde n'est pas recollé. Je prescris alors la liqueur de Villate. M. le docteur Prévost fait une injection pendant trois jours, puis laisse reposer le malade pendant huit jours, après lesquels il recommence de nouveau à faire l'injection pendant trois jours. Repos huit jours. Enfin, pendant trois jours, injections qui sont les dernières. Les plaies se ferment pour ne plus se rouvrir.

Je revois le malade le 31 octobre. Il va très-bien, a repris de l'embonpoint. Depuis cette époque, il a repris peu à peu l'usage de son bras, et il ne lui reste plus aujourd'hui qu'un peu de raideur de l'articulation.

Nous voyons ici dans le cours d'une fièvre muqueuse un vaste abcès se former sous le deltoïde. Par suite de circonstances indépendantes de ma volonté, je ne puis l'ouvrir que lorsque le pus a décollé toute la masse profonde de ce muscle et l'a aminci à un point tel que je croyais le muscle entièrement détruit. Cependant, pour favoriser l'écoulement du pus et le recollement des parois du foyer, des drains sont placés dans la plaie; le recollement n'ayant pas lieu, on pratique des injections iodées, une contre-ouverture est faite, et malgré ces moyens qui sont continués avec persévérance et habileté par le docteur Prévost, du 10 juin au 20 juillet, c'est-à-dire pendant six semaines, aucun changement ne survient dans l'état local. Cependant l'état général qui nous avait inspiré les plus vives inquiétudes s'améliore, les forces reviennent. Que restait-il donc à faire en présence d'une affection aussi rebelle? Débrider largement le foyer. Mais alors il fallait couper transversalement le deltoïde et s'exposer à priver le malade de l'usage de son membre. En incisant le deltoïde, suivant son axe, à sa partie moyenne, on s'exposait à couper le nerf circonflexe et à paralyser la moitié antérieure du muscle. On n'était pas, d'ailleurs, certain d'amener ainsi la cicatrisation des parties les plus reculées du décollement. C'est après avoir pesé toutes ces considérations que je me décidai à essayer les injections de liqueur de Villate. En trois semaines, après neuf injections, le recollement du deltoïde était opéré et les trois orifices fistuleux cicatrisés. Il était impossible d'obtenir un résultat plus satisfaisant. L'observation suivante n'est pas moins remarquable.

OBSERVATION XXXIe. — *Abcès de l'angle de la mâchoire. — Fistules dans la région parotidienne. — Accidents graves datant de quinze mois. — Guérison en quinze jours par la liqueur de Villate.* — Au commencement d'avril 1863, je fus appelé auprès de Mme M..., de Saint-Pierre-sur-Dives. Cette dame, habituellement d'une bonne santé, était accouchée depuis huit mois. Quelques jours après son accouchement, il était survenu à l'angle de la mâchoire, du côté gauche, une tuméfaction qui avait rapidement augmenté de volume, puis une collection purulente s'était formée et on l'avait ouverte avec le bistouri. Depuis, plusieurs trajets fistuleux s'étaient successivement ouverts et fermés tant dans la région parotidienne qu'à l'angle de la mâchoire. Lorsque je fus appelé auprès de Mme M..., il y avait trois orifices fistuleux : un à la tempe, un dans la région parotidienne et un troisième un peu en arrière de l'angle de la mâchoire. Le visage était déformé par l'induration des parties molles. Il y avait impossibilité d'ouvrir la mâchoire ; à peine y avait-il, entre les dents, un écartement de quelques millimètres qui permettait l'introduction de potages liquides, et comme cet état durait depuis plus de trois semaines, il en résultait un grand amaigrissement de la malade, qui ne pouvait prendre qu'une nourriture tout à fait insuffisante. L'exploration minutieuse des divers trajets fistuleux ne me fit constater aucune altération osseuse. Une grosse molaire était cariée de ce côté. Je donnai le conseil de la faire arracher aussitôt que l'écartement des mâchoires le permettrait. En attendant, je prescrivis des cataplasmes émollients en permanence.

Au mois de mai, il y avait de l'amélioration, moins d'induration des parties molles, et les mâchoires purent s'écarter suffisamment pour permettre l'extraction de la dent cariée. Néanmoins, cette amélioration fut de courte durée, de nouvelles fistules se reformèrent, et la malade, après bien des alternatives de mieux et de plus mal, alla consulter, au commencement d'octobre, M. Nélaton, qui ne trouva aucune lésion osseuse et qui, après avoir introduit une corde à boyau dans le trajet fistuleux le plus long qui s'étendait de la partie la plus élevée de l'articulation temporo-maxillaire au-dessous de l'angle de la mâchoire, conseilla de faire dans ce trajet des injections avec la liqueur de Villate. Elles furent pratiquées, vers le milieu du mois, par le docteur Saint-Frons, de Saint-Pierre-sur-Dives. Il ne put en faire que deux : elles amenèrent une vive inflammation qui se calma bientôt et au bout de quinze jours Mme M... était complétement guérie. Depuis, j'ai revu plusieurs fois cette dame, et la guérison ne s'est pas démentie.

Ainsi voilà un abcès chaud développé à l'angle de la mâchoire, donnant lieu à de nombreux trajets fistuleux dans la région parotidienne, datant de quinze mois, rendant insupportable l'existence d'une jeune femme, parfois même compromettant sa santé en l'empêchant d'ouvrir la bouche et de prendre une alimentation suffisante. Cet abcès, dont rien ne pouvait faire prévoir le terme, est guéri en quinze jours par deux injections de liqueur de Villate !

OBSERVATION XXXIIe. — *Fistule datant de dix-huit mois, consécutive à un abcès développé derrière le globe de l'œil. — Accidents graves. — Guérison en quinze mois par la liqueur de Villate.* — Beslière, fermier à Prêtreville, à 12 kilomètres de Lisieux, âgé de 45 ans, d'une bonne constitution, n'ayant jamais eu de maladies graves, vient me consulter, le 26 novembre 1864, pour une fistule qu'il porte à la paupière supérieure de l'œil droit.

Il me raconta, qu'il y a dix-huit mois, il a été pris d'une violente inflammation de l'œil, que le globe oculaire immobile était projeté en avant, qu'un abcès s'est formé au niveau de la paupière supérieure, qu'après deux mois de souffrances, il s'est ouvert spontanément dans le point où existe aujourd'hui la fistule et qu'il est sorti une grande quantité de pus. Peu à peu l'œil a repris sa position normale, cependant il est encore un peu plus saillant que l'autre ; ses mouvements sont bien libres, la vue est très-nette. A la partie interne de l'orbite, dans l'angle formé par la paupière supérieure et la saillie du rebord orbitaire, on trouve à la réunion du quart interne avec les trois quarts externes de la paupière, un orifice fistuleux situé à un centimètre environ du bord libre. Au niveau de cet orifice, par suite de la rétraction de la peau, il y a un ectropion partiel qui a un aspect fort disgracieux. Le stylet introduit dans le trajet fistuleux pénètre à trois centimètres de profondeur ; on ne sent aucun os dénudé. Outre une suppuration assez abondante, il se fait par cette fistule de véritables hémorrhagies. Le malade perd parfois un ou deux verres de sang. Il faut dire qu'auparavant il était sujet aux épistaxis, et que depuis elles ont complétement cessé. Lorsque, pour se livrer aux travaux de la campagne, il est obligé de tenir la tête penchée, il ressent de vives douleurs dans l'orbite ; c'est alors principalement que surviennent les hémorrhagies, et il est souvent obligé d'interrompre son travail pendant plusieurs jours.

J'introduis dans la fistule une corde à boyau ; puis au bout de quarante-huit heures, le 28 novembre, je la retire

et je fais une injection de liqueur de Villate coupée avec
un tiers d'eau. Le malade ressent une douleur aiguë qui
s'étend jusque derrière l'œil et qu'il compare à une vive
brûlure.

29 novembre. Suppuration abondante, inflammation
modérée. — Injection avec la liqueur de Villate pure. On
prend les précautions nécessaires pour qu'il n'en entre
pas dans l'œil. Douleur très-vive, dans la profondeur de
l'orbite derrière l'œil, pendant deux heures.

3 décembre. Depuis l'injection, il y a eu de la cépha-
lalgie. Hier, il a eu des frissons et une courbature. Repos.

6 décembre. Moins de suppuration. Il se trouve mieux.

Le 10, le 18, le 24 et le 29, injection.

Il y a un mieux marqué : les hémorrhagies ont cessé
pour ne plus reparaître, la suppuration a diminué et les
douleurs orbitaires sont maintenant très-supportables.
Aussi le malade, obligé de déménager, ne revient me
voir qu'au commencement de février, et dans le courant
de ce mois je fais une injection par semaine. En mars, je
n'en fais que deux fois. En avril et en mai, il revient me voir
très-irrégulièrement, tantôt deux fois dans une semaine,
tantôt une fois; puis ses visites s'éloignent parce qu'il
souffre moins et qu'il peut se livrer à ses travaux sans en
être incommodé comme autrefois. Ainsi, il peut faire ses
foins et sa moisson. Plus tard, il revient me voir une ou
deux fois par mois. La fistule persiste toujours, mais elle
suppure moins. L'injection cause toujours une douleur
vive ; l'automne et l'hiver se passent ainsi.

Le 20 janvier 1866, je fais une dernière injection, qui
se comporte comme les précédentes.

Le 1er février il est pris d'un érysipèle de la face assez
intense, qui a son point de départ dans la fistule. Traité

par le repos et un éméto-cathartique, il guérit en huit
jours, et en même temps la fistule se cicatrise pour ne
plus se rouvrir.

Bien qu'au voisinage de l'œil, la liqueur de Villate
a été inoffensive ; mais nous ferons remarquer que
nous avons eu soin de tâter la sensibilité des parties :
nous avons même coupé notre première injection
avec un tiers d'eau ; puis, après avoir laissé plusieurs
jours d'intervalle entre les premières injections, nous
avons employé la liqueur pure sans nul inconvénient.
Au bout d'un mois, pendant lequel nous n'avons fait
en tout que huit injections, l'amélioration était très-
notable, la suppuration avait sensiblement diminué
et les hémorrhagies avaient disparu pour ne plus revenir ; aussi, à partir de ce moment, le malade, demeurant à une assez grande distance de la ville,
ayant obtenu d'ailleurs ce qu'il désirait le plus, c'est-
à-dire la possibilité de pouvoir vaquer à ses occupa-
tions, ne vint plus me voir qu'à de rares intervalles ;
ainsi s'explique la longueur de la durée du traitement. Si j'avais eu cet homme sous la main, si j'avais
pu faire régulièrement les injections, avec suite, il
est bien probable que la guérison ne se serait pas fait
attendre quinze mois. Quoi qu'il en soit, je pense qu'il
est impossible de ne pas l'attribuer à la liqueur de
Villate. Il suffit de se rappeler que la maladie durait
depuis dix-huit mois lorsque le traitement a été commencé, et que l'amélioration très-notable dont nous
parlions tout à l'heure s'est manifestée au bout d'un

mois. Or il fallait que le malade eût bien le sentiment
de cette amélioration pour revenir me voir comme il
l'a fait pendant quinze mois, car l'injection lui causait
de très-vives douleurs, et ce serait du reste le seul
reproche que l'on pourrait adresser à la médication,
si elle n'avait point donné un succès.

Je trouve, dans les observations du docteur Lorange
(*loc. cit.*), le fait suivant, qui n'a pas besoin de commentaires :

OBSERVATION XXXIIIe. — Janvier 1865. Elias,
âgé de 17 ans. — Inflammation du tissu cellulaire du
mollet gauche. Depuis quatre mois vaste abcès — toute
la peau est décollée, il s'est formé partout des fausses
membranes ; la suppuration est très-abondante. Pendant
trois mois, on fait des injections avec des liquides com-
posés d'eau chlorurée, de sulfate de zinc, et de teinture
d'iode ; pas d'amélioration. On remplace cette liqueur
par celle de Villate. En douze jours, la réunion est complète ; la peau est indurée sur toute l'étendue du mollet.
On a aidé la réunion par une compression méthodique
avec les emplâtres agglutinatifs.

OBSERVATION XXXIVe. — *Abcès périnéphrétique.
Fistule consécutive. — Injections iodées sans résultat. —
Liqueur de Villate. Guérison rapide.* — M. de B....,
membre du conseil d'État, âgé de 45 ans, eut il y a
trois ans, un abcès périnéphrétique énorme. Cet abcès
fut ouvert, par M. Nélaton, dans la région lombaire,
au-dessous des dernières côtes ; après quatre ou cinq
mois d'une abondante suppuration, il restait une fistule

qui n'avait aucune tendance à la cicatrisation et dont la
suppuration épuisait le malade. M. Nélaton fit faire des
injections iodées et, n'obtenant aucun résultat, il se décida
à faire des injections de liqueur de Villate pendant une
huitaine de jours ; l'effet fut immédiat : dès le quatrième
ou cinquième jour, la suppuration fut modifiée d'une façon très-remarquable et se tarit presque complétement.
Au bout d'un mois, la suppuration ayant de la tendance
à reparaître, on eut recours de nouveau à quelques injections de liqueur de Villate, qui amenèrent en quelques
jours une guérison définitive et qui depuis a toujours persisté.

Cette observation, déjà très-remarquable par elle-
même, et que je dois à l'obligeance du docteur Saurel,
offre un intérêt de plus en ce que le malade a été
observé par M. Nélaton, qui lui-même a dirigé le
traitement. Non-seulement il y avait une fistule qui
n'avait aucune tendance à se cicatriser, mais encore
il y avait une suppuration abondante qui épuisait le
malade et que les injections iodées ne modifiaient au-
cunement. La liqueur de Villate a produit un résultat instantané. Voilà un fait dont on ne saurait con-
tester l'évidence.

Nous avons obtenu un succès analogue dans l'observation suivante :

OBSERVATION XXXVe. — *Décollement considérable
des muscles de la cuisse consécutif à une plaie pénétrante du
genou. — État général très-grave. — Drainage. — Injections iodées sans succès. — Guérison rapide par la liqueur*

de Villate. — Delaunay Gustave, âgé de 24 ans, journalier, entre le 11 octobre 1867 à l'hôpital de Lisieux.

Cet homme avait toujours eu une très-bonne santé, lorsque le 25 avril dernier en émondant une haie, il se donne un coup de serpe à la partie interne du genou gauche. Il se fait ainsi une plaie pénétrante de l'articulation, d'une étendue de 4 centimètres. Le genou se gonfle, s'enflamme. Le médecin qui lui donne des soins, couvre l'articulation de vésicatoires volants. Néanmoins des abcès se forment, le pus fuse sous les muscles de la cuisse et amène un décollement considérable. Le malade entre à l'hôpital dans un état déplorable.

Teint pâle, décoloré, lèvres blanches, maigreur très-prononcée, épuisement complet, voix faible, physionomie exprimant, la souffrance, un peu de bouffissure de la face. Le genou est légèrement tuméfié, la jambe est un peu fléchie. A la face interne du genou on remarque deux orifices fistuleux qui proviennent l'un de la plaie primitive, l'autre d'une incision pratiquée secondairement pour donner issue au pus. A la cuisse nous trouvons une collection purulente énorme ayant décollé tout le vaste interne et s'étendant depuis le genou, jusqu'à quatre travers du doigt du pli de l'aine. En comprimant cet abcès, on fait refluer le pus par les orifices du genou. La poitrine est saine, pas de toux, faiblesse très-grande, fièvre hectique. Je pratique une contre-ouverture à la partie supérieure de la cuisse, à 25 centimètres de l'orifice fistuleux le plus élevé du genou. Un drain est placé et traverse ce vaste décollement dans toute sa longueur. Régime très-tonique. — Vin de quinquina. — Eau de Bussang. — Pilules d'iodure de fer.

Au bout de trois semaines, état stationnaire. Le 5 novembre, je pratique par le drain des injections iodées, dans ce vaste foyer. Ces injections sont continuées tous les jours, pendant le reste du mois et jusqu'au 20 décembre. Pendant cette période le malade est pris d'une diarrhée rebelle qui dure une quinzaine de jours et augmente encore son épuisement.

Le 20 décembre, n'obtenant aucune amélioration, je supprime les injections iodées, et je les remplace par une injection de liqueur de Villate coupée avec moitié eau. Au bout de huit jours, la suppuration tend à diminuer; le malade éprouve un mieux marqué. Il se sent plus d'appétit.

A partir du 1er janvier, on fait une injection tous les deux jours avec la liqueur pure, et vers la fin du mois le recollement du foyer est opéré et les fistules cicatrisées.

Aujourd'hui 15 février, le malade se lève, a de l'embonpoint qui augmente chaque jour. Il lui reste de la raideur dans l'articulation qui est un peu fléchie.

Cette observation offre un double intérêt. D'abord elle met en relief l'efficacité de la liqueur de Villate, ensuite elle est une protestation contre certains reproches que l'on adresse à ce médicament. Ainsi cet homme, atteint d'un décollement considérable des muscles profonds de la cuisse, fournissant une suppuration qui l'épuise, est dans un état de faiblesse et de cachexie telle que nous le considérions comme perdu au moment de son entrée à l'hôpital. Nous le soumettons aux toniques à l'intérieur, nous pratiquons une contre-ouverture et nous appliquons un drain; le foyer se vide parfaitement, mais il ne survient pas

d'amélioration ; nous faisons des injections iodées
pendant six semaines. Cependant l'état du malade ne
s'amende pas ; il est même pris d'une diarrhée rebelle
qui lui fait courir les plus grands dangers. C'est alors
que, dans cet immense foyer, nous pratiquons des
injections de liqueur de Villate coupée avec moitié
eau. Au bout de huit jours, la suppuration diminue
et l'appétit revient. On fait alors une injection de liqueur pure tous les deux jours, et, en moins d'un
mois, le recollement du foyer est opéré. On le voit,
je n'ai employé la liqueur de Villate qu'après avoir
acquis la certitude que je n'avais plus rien à attendre
du drainage et des injections iodées, et je crois que la
pémonstration est complète. Je veux faire seulement
observer que la liqueur a été parfaitement supportée
par le malade, et que, malgré la grande étendue du
foyer, je n'ai eu aucun accident d'intoxication. Il n'est
pas inutile de faire ressortir l'importance de ce fait
sur lequel j'aurai l'occasion de revenir à propos des
objections que l'on a faites à l'emploi de la liqueur de
Villate.

§ 2. — ABCÈS DU SEIN

Si les abcès du sein pour la plupart sont des abcès
chauds, ils donnent lieu souvent à des fistules qui font
le désespoir des malades et des médecins. Après avoir
résisté aux moyens thérapeutiques les plus variés et
les mieux combinés, compression, drainage, injections iodées, etc., elles nécessitent parfois ces larges
incisions qui ne sont pas toujours exemptes de danger

et laissent après elles des traces que les femmes supportent difficilement. Or, quoique parmi les chirurgiens Velpeau soit peut-être un de ceux qui ont le
plus insisté sur l'emploi des grandes incisions, il en
sentait si bien les inconvénients, qu'il a été un des
premiers à faire usage de la liqueur de Villate dans
le traitement de ces fistules rebelles ; et ses tentatives
ayant été couronnées de succès, il s'en servait fréquemment.

Voici une observation recueillie dans son service,
par un des internes les plus distingués du service de
M. Velpeau, M. Dieulafoy :

OBSERVATION XXXVIe. — *Abcès volumineux du
sein. — Compression. — Injections iodées. — Insuccès. —
Liqueur de Villate. — Guérison rapide.* — La femme X...
âgée de 34 ans, entre dans le service de M. Velpeau au
mois de mai 1866. Cette malade, accouchée depuis huit
mois, porte au sein gauche deux abcès ; l'un peu volumineux, siége au-dessous du mamelon, l'autre, très-vaste et
ouvert déjà depuis huit jours, a envahi toute la partie
supérieure du sein. Le premier fut bientôt guéri sans
autre médication qu'un pansement simple, mais le second
résista à la compression et aux injections iodées. La suppuration était considérable, la malade s'affaiblissait ; on
prescrivit alors des injections avec la liqueur de Villate.
Cette médication, répétée tous les deux jours, produisit un
heureux succès ; une amélioration sensible se manifesta
dès la seconde injection, et quinze jours plus tard la malade sortait parfaitement guérie.

M. Chedevergne, qui exerce aujourd'hui la médecine à Poitiers, m'a communiqué le fait suivant, qu'il
a recueilli pendant son internat chez M. Nélaton :

OBSERVATION XXXVIIe. — *Fistules suites d'abcès
du sein. — Guérison rapide par la liqueur de Villate.*
— Au mois de mai, entre au n° 6 de la salle des femmes,
hôpital des cliniques, service de M. Nélaton, une jeune
femme qui présentait des fistules, suites d'abcès du sein.
Les trajets, au nombre de trois, existaient depuis deux
mois. Je pratiquai régulièrement tous les jours, une et
quelquefois deux injections, dans chacune des fistules, et
en quinze jours les fistules étaient cicatrisées complète-
ment.

Ces deux observations sont parfaitement con-
cluantes. Dans la première, la liqueur de Villate n'a
été employée qu'après avoir essayé en vain toutes les
autres médications ; la malade s'affaiblissait, épuisée
par une abondante suppuration. Ici, comme nous
l'avons déjà vu plusieurs fois, l'effet fut immédiat :
en même temps que la plaie se modifiait, l'état général éprouvait une amélioration des plus marquées.
Nous avons déjà appelé l'attention sur cette particu-
larité, observations XXXIVe et XXXVe.

Dans l'observation de M. Chedevergne, la liqueur
de Villate a été employée d'emblée, dès l'entrée de
la malade à l'hôpital, et la guérison ne s'est pas fait
attendre. Ces deux faits suffisent pour démontrer
l'efficacité de la liqueur de Villate dans les fistules

rebelles du sein, consécutives aux abcès de cet organe.

§ 3. — FISTULES A L'ANUS

Parmi les fistules incurables consécutives à un abcès chaud, on peut placer les fistules à l'anus en première ligne sous le rapport de la fréquence. Or, d'après ce qui précède on pourrait croire *a priori*, que nous avions trouvé, dans la liqueur de Villate, le remède qui devait désormais se substituer à l'instrument tranchant. Malheureusement les tentatives qui ont été faites jusqu'à ce jour, ou ont échoué, ou donné des résultats trop incertains pour que l'on puisse conclure d'une façon positive. Cependant, comme les faits observés portent avec eux leur enseignement, je ne dois pas les passer sous silence.

M. Nélaton m'a dit avoir essayé la liqueur de Villate chez deux malades sans aucun résultat. M. Chedevergne m'écrit : Nous avons échoué à la clinique, dans un cas de fistule borgne externe des environs de l'anus (est-ce un des deux cas de M. Nélaton?). Les injections même bien faites, sont restées infructueuses, on fut obligé d'y renoncer et de pratiquer l'opération.

J'ai de mon côté employé trois fois la liqueur de Villate dans des cas semblables.

OBSERVATION XXXIXe. — *Fistule à l'anus.* — Dans le premier cas, il s'agissait d'une jeune fille de 21 à 22 ans, d'une bonne constitution, qui avait depuis plusieurs mois une fistule à l'anus. Je lui pratiquai trois injections le 17, le 18 et le 19 mai 1864; elles furent assez douloureuses. Depuis, je n'ai pas revu la malade, et je n'ai eu occasion de connaître les suites du traitement que longtemps après. Il paraît qu'après les injections, le suintement purulent auquel donnait lieu cette fistule diminua d'une façon très-appréciable, mais la cicatrisation définitive ne s'opéra qu'au bout de trois mois, sans qu'on ait essayé d'autre traitement.

Je ne sais si l'on doit attribuer à la liqueur de Villate une guérison qui ne se manifeste que trois mois après son emploi. J'ai, d'ailleurs, certains motifs pour me tenir en garde contre la véracité des renseignements qui m'ont été donnés par la mère de la jeune fille ; par conséquent, ce fait est sans valeur.

OBSERVATION XLe. — *Fistule à l'anus.* — *Guérison.* — Mme la baronne de C..., âgée de 48 ans, d'une excellente constitution, ayant un embonpoint considérable, vint me consulter au mois de janvier 1865. Elle avait une fistule à l'anus qui datait de deux ans. Cette fistule s'ouvrait, d'une part, à l'extérieur, et, de l'autre, dans l'intestin, à une profondeur de 4 centimètres environ. Quand on faisait une injection par l'orifice extérieur, le liquide revenait par l'anus; du reste, on arrivait avec le stylet à sonder toute l'étendue de la fistule. D'après le conseil d'un médecin d'Évreux, Mme de C... avait fait pendant cinq à six semaines une injection dans sa fistule avec de la teinture d'iode pur. Je dois dire que les injections étaient très-bien faites par sa femme de chambre, et chaque fois le liquide revenait par l'anus. Cette médication

n'ayant donné aucun résultat, je proposai les injections
de la liqueur de Villate, d'abord deux ou trois jours de
suite, avec un repos d'une durée égale. Au bout de quinze
jours, n'ayant obtenu aucune amélioration, je fis faire
pendant un mois une injection tous les jours. Au bout
de ce temps la malade revint me voir ; elle était dans le
même état qu'avant le traitement. Vers Pâques, je lui
conseillai l'opération. Elle retourna chez elle et ne fit
aucun traitement. Néanmoins elle éprouva du mieux.
Pendant l'été elle eut une suppression de règles qui dura
quatre mois. Malgré une amélioration sensible, il y avait
toujours un petit suintement. Au mois d'août les règles
reparurent et, deux ou trois jours avant chaque époque,
elle éprouvait dans sa fistule quelques petites douleurs
tres-supportables ; quelquefois même il survenait une
goutte ou deux de sang à l'orifice de la fistule. Vers le
mois de novembre, Mme de C... s'aperçut que la guérison
était complète, et elle persiste aujourd'hui depuis bientôt
trois ans.

La guérison n'a pas suivi immédiatement les injections, elle n'a même été complète que longtemps
après, en sorte que l'on peut se demander si nous
n'avons pas eu ici une de ces guérisons spontanées
comme on en observe quelquefois. Quoi qu'il en soit,
je crois que la liqueur de Villate n'est pas étrangère
au résultat obtenu. Si elle n'a pas cicatrisé la fistule,
elle l'a modifiée et lui a donné l'aptitude à la cicatrisation sous l'influence des seuls efforts de l'orga-
nisme, efforts qui jusque-là avaient été impuissants,
puisque la fistule datait de deux ans et qu'on y avait

employé les injections iodées sans succès. N'y eût-il
que cet effet produit par la liqueur de Villate, il mérite assurément d'être pris en considération.

OBSERVATION XLIᵉ. — *Fistule à l'anus, traitée
par la liqueur de Villate.* — *Insuccès.* — M. Le H...,
voyageur de commerce, âgé de 52 ans, d'une bonne constitution en apparence, fortement musclé, embonpoint
marqué, est atteint de toux depuis six ans, et de laryn-
gite chronique avec altération de la voix depuis quatre
ans. Il a subi pour cette affection un traitement antisy-
philitique et plusieurs autres traitements qui sont restés
sans effet. Il y a trois ans, après une application de sangsues à l'anus, une des piqûres s'enflamma, et donna lieu
à un abcès qui s'ouvrit spontanément. Depuis cette époque, il est resté une fistule à l'anus qui n'a aucune tendance à se guérir.

L'orifice externe est situé à 4 centimètres en dehors de
l'anus, sur la fesse gauche ; le stylet débouche dans le
rectum à 4 centimètres de profondeur, et la longueur totale du trajet est d'environ 9 à 10 centimètres. — Une injection faite par l'orifice extérieur revient par l'anus.

Le 6 septembre 1868, je pratique une injection de
Villate, et je la continue tous les jours jusqu'au 26 septembre. L'injection cause une douleur assez vive, mais
supportable, qui dure tantôt une demi-heure, tantôt une
heure. Un des premiers résultats obtenus fut la diminu-
tion de l'écoulement ; trois ou quatre jours après la ces-
sation de l'injection, l'orifice fistuleux est cicatrisé.

Le 14 octobre, la fistule se rouvre, et il sort quelques
gouttes de pus. Le 15, le 16 et le 17, injection de liqueur
de Villate. — Elle est médiocrement douloureuse et res-

sort par l'anus. Les jours suivants on suspend l'injection.

Le 25 octobre. Depuis la dernière injection, l'orifice de la fistule est cicatrisé et n'a donné lieu à aucun suintement. On sent au toucher un cordon qui se dirige vers l'anus et qui n'est pas douloureux à la pression.

Le 29 octobre, la fistule s'est rouverte. Mais le malade, qui se trouve beaucoup mieux qu'avant le traitement, part pour un long voyage.

Malgré son insuccès, l'action de la liqueur de Villate sur la fistule ne saurait être ici contestée ; suppression de l'écoulement d'abord, puis cicatrisation, récidive au bout de quinze jours et nouvelle cicatrisation après trois nouvelles injections. Malheureusement cette guérison est de courte durée, et au bout de douze jours la fistule se rouvre. Nous avons, il est vrai, affaire à un sujet qui est dans de mauvaises conditions, et on peut se demander si l'on doit attribuer la récidive à l'influence de la maladie du poumon ou à l'inefficacité de l'injection.

Quoi qu'il en soit, les faits qui précèdent, sans être concluants, démontrent que la liqueur de Villate n'est pas sans action sur les fistules à l'anus, et qu'avant de proscrire ce médicament, il faut encore l'expérimenter. On ne conçoit guère, en effet, pourquoi cette injection, qui réussit si bien dans les fistules du rein, échouerait dans les fistules à l'anus. Est-ce parce que es fistules traversent fréquemment le tissu graisseux qui entoure l'intestin ? Mais les trajets qui succèdent

aux abcès périnéphrétiques traversent la masse grais-
seuse qui entoure le rein, et nous avons vu avec quelle
rapidité ils se sont guéris. Est-ce parce que les efforts
de défécation impriment des mouvements aux parois
de la fistule et en empêchent le recollement ? Mais nous
avons vu une fistule de la région parotidienne, à
l'angle de la mâchoire (obs. XXXIᵉ), se guérir très-
promptement, malgré les mouvements de la mastication qui, bien qu'incomplets, se renouvellent en définitive plusieurs fois par jour. Enfin, serait-ce le pas-
sage de mucosités provenant de l'intestin ou de quelques parcelles de matières fécales, dans les trajets, qui
s'opposerait à leur cicatrisation ? Mais M. Chedevergne
nous dit avoir échoué dans un cas de fistule borgne
externe; et, chez nos malades qui ont guéri il s'agissait de fistules complètes, s'ouvrant dans l'intestin.
Ce n'est donc aucune des causes que nous venons
d'énumérer qui retarde ou empêche la guérison des
fistules à l'anus. Il est probable que de nouvelles recherches nous permettront de la découvrir, d'autant
plus que chez les animaux les choses se passent
tout différemment. M. Corbière, que je suis toujours
heureux de citer, m'a affirmé avoir réussi dans plusieurs cas de fistules à l'anus chez le cheval. Il y a
donc là une question qui n'est pas encore jugée, et
que l'observation ultérieure peut seule résoudre.

Nous venons, dans ce chapitre, d'étudier les fistules
consécutives à des abcès chauds, situés dans les régions les plus diverses du corps, tantôt dans le tissu
cellulaire inter-musculaire, tantôt dans les masses

graisseuses qui environnent certains organes délicats tels que l'œil, le rein, tantôt enfin dans le tissu serré des glandes, comme à la parotide ou au sein; mais tous donnant lieu à des fistules incurables et à une suppuration plus ou moins abondante, qui dans certains cas épuisait le malade et même compromettait ses jours. Malgré leur origine inflammatoire, ces abcès avaient perdu tout caractère d'acuité lorsque la liqueur de Villate a été employée, et c'est précisément parce que nous nous sommes attaqué à cet état chronique, que nous avons obtenu de si remarquables guérisons.

CHAPITRE VIII

FISTULES CONSÉCUTIVES AUX PLAIES D'ARMES A FEU

Les fistules qui succèdent à une plaie d'arme à feu sont parfois très-difficiles à guérir; lorsque la période inflammatoire est passée, si la balle n'est pas restée dans les chairs, et s'il n'y a pas eu lésion osseuse, ces fistules rentrent dans la catégorie des fistules consécutives aux abcès chauds, au point de vue de la thérapeutique; mais leur origine est tellement différente que nous avons cru devoir les en séparer et en faire un chapitre distinct. Quoique d'origine traumatique, elles guérissent parfaitement avec la liqueur de Villate. L'observation suivante, que je dois à l'obligeance

de mon ami le docteur Saurel, en est un des exemples
les plus remarquables.

OBSERVATION XLII⁰. — *Fistules multiples consécu-*
tives à une plaie d'arme à feu datant de trois ans et demi.
— Guérison en sept mois. — Un nègre d'Abyssinie, par
une série de circonstances qu'il serait trop long de rapporter ici, se trouvait dans les rangs de l'armée française,
à Solférino. Il reçut un coup de feu à bout portant sur le
côté de la tête. L'ouverture d'entrée de la balle était au
niveau de la région massétérine, et l'ouverture de sortie
dans la région postérieure du cou, à 3 centimètres à peu
près de l'apophyse mastoïde. Ce trajet était resté fistuleux
et était devenu le point de départ de nombreuses fistules.
Toute espèce de traitement avait été tentée sans aucun
résultat, lorsque, après trois ans et demi de souffrances,
il vint consulter M. Nélaton. C'était au commencement
de 1863.

A cette époque, la plaie d'entrée était cicatrisée complétement, mais il y avait une suppuration abondante par
la plaie de sortie et des trajets fistuleux multiples qui
avaient pour point de départ le trajet de la balle. Il y
avait un empâtement considérable de la région et des accidents de rétention du pus. Un instant, on avait songé à
porter le bistouri dans cette région, mais on y renonça,
en présence des dangers qu'il y avait à courir. C'est alors
que M. Nélaton prescrivit les injections de liqueur de
Villate dans les trajets fistuleux. Le traitement fut appliqué par M. le docteur Saurel, qui faisait des injections
pendant quatre à cinq jours pour laisser le malade reposer
quelques jours, parfois quelques semaines, puis il recom-
mençait les injections, et ainsi de suite. L'orifice de la

plaie était maintenu dilaté par des cordes à boyau ou des
tubes de drainage. Les injections étaient toujours très-
douloureuses. Si le liquide était retenu dans les trajets
fistuleux, les douleurs devenaient insupportables au bout
de quelques heures; M. Saurel était alors obligé d'évacuer l'injection à l'aide d'une sonde cannelée ou d'une
petite canule de trocart introduite dans les fistules. Quelquefois, à l'aide de pinces, on pouvait extraire des trajets
fistuleux des lambeaux de fausses membranes qui en
tapissaient les parois et qui s'étaient formées sous l'influence de l'injection.

Enfin, après sept mois de ce traitement, le malade et
le chirurgien ont été récompensés de leur admirable
persévérance : le docteur Saurel a eu le bonheur de guérir son malade d'une manière absolue, radicale; la tuméfaction qui existait avait disparu, et il y avait une symé-
trie parfaite entre les deux régions postérieures droites
et gauches du cou.

Il y a quelques mois, une fistule s'étant rouverte, s'est
promptement cicatrisée sous l'influence de deux à trois
injections; depuis, la guérison ne s'est pas démentie.

Il suffit de parcourir les détails de cette observation pour se rendre compte du service que la liqueur
de Villate a rendu au malade qui en fait le sujet. La
blessure datait de juin 1859, c'est-à-dire que, depuis
trois ans et demi, rien n'avait pu guérir cet homme,
quoiqu'il ait eu les conseils des chirurgiens les plus
éminents de l'armée. Or, en sept mois, la liqueur de
Villate cicatrise les trajets fistuleux. Ce traitement,
il est vrai, a été pénible, douloureux, et il a fallu

toute l'énergie du patient et toute la persévérance, je dirai même toute la foi du chirurgien dans la liqueur de Villate pour conduire cette maladie à bonne fin. Mais si le traitement a été douloureux, au moins il n'a pas exposé les jours du malade, comme aurait pu le faire une opération sanglante, et il n'a laissé après lui aucune trace, aucune difformité : je ferai remarquer que la petite rechute qui a été observée dernièrement n'a aucune importance et n'a compromis en rien le résultat obtenu.

CHAPITRE IX

FISTULES CONSÉCUTIVES A L'INFLAMMATION DES TUMEURS SYNOVIALES DES GAINES TENDINEUSES DE LA MAIN

On est aujourd'hui généralement d'accord sur le traitement des tumeurs synoviales du poignet et de la paume de la main :

Lorsque l'affection est récente, les applications topiques, l'alcool, la teinture d'iode, les vésicatoires, etc. ;

Plus tard, les injections iodées, préconisées par Velpeau ;

Enfin, l'incision suivie de l'irrigation continue. Presque toujours l'emploi méthodique de ces divers moyens procure la guérison ; cependant, dans quelques cas, ces tumeurs synoviales peuvent s'abcéder sous l'influence d'une inflammation aiguë soit développée spontanément, soit provoquée par le traitement. On voit alors à la suite de ces inflammations, persister quelquefois des fistules qui n'ont aucune tendance à là guérison. J'ai été, il y a plusieurs années, consulté par un homme qui, après avoir été traité d'une tumeur synoviale de la paume de la main par l'incision et l'irrigation continue, conservait depuis deux ans, au niveau du poignet, une fistule que rien n'avait pu tarir. Dans de semblables circonstances, la liqueur de Villate peut donner des guérisons.

OBSERVATION XLIIIe. — *Fistules consécutives à une tumeur synoviale abcédée du poignet et de la paume de la main. — Guérison par la liqueur de Villate.* — Saint-Denis, fileur, âgé de 28 ans, entre dans mon service à l'hôpital de Lisieux le 14 juillet 1868. Cet homme, d'une excellente constitution, n'a jamais eu de rhumatismes. Il y a cinq ans, après avoir fait un violent effort, la partie supérieure de la face palmaire de la main droite se gonfla. Ce gonflement n'était pas douloureux ; seulement, quand le malade travaillait beaucoup, ou venait à se heurter la main, il y ressentait de la douleur. Peu à peu la tuméfaction gagna toute la paume de la main ; plus tard elle envahit la partie inférieure de la face antérieure de l'avant-bras au-dessus du ligament annulaire du poignet. Dans ces derniers temps, il ne pouvait plus fermer le poignet ni fléchir les doigts. Il consulta un médecin, qui conseilla des cataplasmes. La tumeur de l'avant-bras s'ouvrit spontanément, et il sortit une grande quantité de pus. Il y a trois mois, il vint me consulter pour la première fois. Je trouvai la paume de la main très-tuméfiée et, au milieu de cette tuméfaction générale, trois saillies fluctuantes que j'ouvris successivement avec le bistouri ; une quatrième incision fut pratiquée à l'avant-bras. Par ces diverses ouvertures, il s'écoula du pus et quelques grains hordéiformes. On continua les cataplasmes et j'ajoutai des bains alcalins. L'inflammation se calma, mais la paume de la main resta tuméfiée, comme élastique. Il semble que la gaîne des fléchisseurs soit remplie de fongosités. Les fistules qui ont succédé aux incisions n'ont aucune tendance à la cicatrisation et fournissent toujours une suppuration abondante. C'est dans ces conditions que je fais entrer le malade à l'hôpital le 14 juillet. On cesse l'usage des cataplasmes, et je fais par les fistules une injection de liqueur de Villate coupée avec deux tiers d'eau pendant les deux premiers jours, puis coupée avec moitié eau seulement les jours suivants. Le liquide, poussé par la plaie de l'avant-bras, ressort par toutes les fistules de la paume de la main. Les deux premiers jours, la suppuration est abondante ; les jours suivants, elle se tarit et la pression fait sortir par les fistules un liquide jaunâtre transparent qui ressemble à de la synovie, et qui est mélangé de fausses membranes. Pendant les deux heures qui suivent l'injection, le malade ressent des douleurs assez vives, mais supportables.

Le 25 juillet, on cesse les injections. La main va mieux, est beaucoup moins tuméfiée.

Le 30 juillet, il ne sort plus de suppuration par les orifices fistuleux. Par une forte pression, on fait sortir une goutte de liquide couleur d'ambre, transparente, qui paraît être de la synovie.

5 août. Persistance des fistules par lesquelles un peu de suppuration s'écoule depuis deux jours. Reprise des injections de Villate coupées avec moitié eau.

19 août. Amélioration. On n'ajoute plus à la liqueur de Villate qu'un tiers d'eau. L'injection est plus douloureuse.

Le 27 août. Injection de Villate pure. On la continue pendant huit jours. Tout d'abord la suppuration des fistules est plus abondante. Les jours suivants, elle se tarit. La paume de la main maigrit, s'affaisse et revient à l'état normal.

Le 15 septembre. On reprend les injections pendant quatre jours. Cinq jours après la dernière injection, les fistules sont cicatrisées et le malade sort de l'hôpital le 25 septembre.

Il est important de noter dans cette observation l'action toute spéciale de la liqueur de Villate. Dans les premiers jours elle modifie la sécrétion des trajets fistuleux, puis elle détermine une sorte de resserrement des fongosités qui se sont développées dans les gaînes synoviales, et donnent à la paume de la main un aspect et une sensation caractéristiques. Peu à peu la suppuration des fistules se tarit, et après un peu plus de deux mois de traitement, le malade quitte l'hôpital, guéri, et ayant recouvré le mouvement des doigts. Pour obtenir ce résultat, nous avons employé d'abord la liqueur faible, coupée d'abord avec trois quarts d'eau, puis moitié, et ce n'est qu'à la fin pour les dernières injections que nous l'avons employée

pure. Nous avons cru devoir agir ainsi à cause de
la grande sensibilité des parties.

Au total, cette observation est très-concluante, et
elle démontre de quel service peut être la liqueur de
Villate dans le traitement des fistules consécutives
aux tumeurs synoviales suppurées.

CHAPITRE X

FISTULES CONSÉCUTIVES A DES KYSTES

Nous avons rangé dans ce chapitre des observations de fistules consécutives à des kystes et qui, par
conséquent, n'avaient pu être classées dans les caté-
gories précédentes.

OBSERVATION XLIVe. — *Fistules consécutives à un
kyste. — Emploi de la liqueur de Villate. — Insuccès.* —
Lehoux, boulanger à Livarot, âgé de 23 ans, grand, bien
développé, ayant toutes les apparences d'une bonne constitution et ne portant aucune trace de scrofules, me
raconta qu'à l'âge de 5 ans, il avait derrière la mâchoire
inférieure, près de l'oreille, une petite grosseur du volume
d'un pois. Cette petite tumeur était mobile, indolente;
peu à peu elle a augmenté de volume, sans causer de
douleur; il paraît même qu'il y a huit ou neuf ans environ, il me consulta, et que je lui aurais dit alors que sa
tumeur était un kyste et qu'il fallait l'enlever. Un an ou
deux plus tard, cette tumeur augmenta considérablement

en longueur, se prolongea derrière la branche montante du maxillaire inférieur et vint faire saillie au cou, au niveau de la partie moyenne de la grande corne de l'os hyoïde. Il ne pouvait plus ni manger, ni ouvrir la bouche. Un médecin fit une ponction sous la mâchoire, dans le point le plus saillant ; il sortit environ un bon demi-verre d'un liquide semblable à de l'huile, puis il s'en écoula beaucoup la nuit. Quelque temps après l'opération, on lui fit, pendant dix à quinze jours, des injections iodées, mais on ne put amener l'oblitération du kyste. Depuis, il est resté une fistule dont l'orifice répond à la partie moyenne de la grande corne de l'os hyoïde. Cette fistule donne toujours de la suppuration, et si elle se ferme pendant quelques jours, le cou se gonfle, il survient de la douleur, et on est obligé de la rouvrir. Il y a huit jours, la fistule s'étant fermée, le cou a gonflé et il est sorti du pus par le conduit auditif externe. La fistule s'étant rouverte spontanément, la suppuration de l'oreille a cessé

Aujourd'hui, 16 octobre, le malade est dans l'état suivant : sur le cou, au-dessous de l'angle de la mâchoire, on remarque une dépression au fond de laquelle on aperçoit un orifice fistuleux. Si on y introduit un stylet, on le fait pénétrer facilement derrière la branche montante de la mâchoire inférieure jusqu'au niveau du conduit auditif ; là, le stylet ne rencontre pas d'os à nu et ne sort pas dans l'oreille, mais il détermine en ce point une douleur assez vive. En palpant la région malade, on sent tout le long de la branche montante du maxillaire, depuis l'orifice de la fistule jusqu'à l'oreille, un cordon non adhérent à l'os du volume d'une grosse plume d'oie, présentant à sa partie moyenne deux renflements du volume d'une aveline.

Le pus qui s'écoule par la fistule est jaune, bien lié. L'examen du conduit auditif ne fait rien découvrir de particulier; il est sain; l'ouïe est bonne; pas de douleurs dans l'oreille; les mouvements de la mâchoire sont très-libres, indolents; maintenant, ils deviennent difficiles et douloureux lorsqu'il y a inflammation du trajet fistuleux ou rétention du pus dans sa cavité.

19 octobre. Une canule de trocart explorateur est introduite dans la fistule et pénètre jusqu'au conduit auditif. Une injection de liqueur de Villate est pratiquée à l'aide de cette canule, et le liquide ressort par l'oreille.

Le 20 et le 21, je fais l'injection, et le malade continuera lui-même jusqu'au 25 inclusivement.

Le 1er novembre, le malade m'apprend que la cicatrisation est complète depuis quatre jours.

Le 15 décembre, le malade se croyait guéri, lorsqu'il y a six jours le cou a enflé, est devenu douloureux; enfin, la fistule s'est rouverte en laissant écouler une grande quantité de pus. Je prescris une injection de liqueur de Villate tous les jours pendant huit jours.

28 décembre. La fistule est guérie depuis trois jours.

15 mars 1864. Depuis le mois de décembre dernier, un petit suintement purulent a persisté dans l'oreille, et, depuis quelques jours, il s'est produit une petite grosseur, du volume d'une petite noix, sur le trajet de la fistule à l'angle de la mâchoire. C'est pour le malade l'indice du début d'une nouvelle collection purulente. Cataplasmes.

Le 18 mars, cette tumeur s'ouvre et donne issue à du pus. Le malade essaya lui-même de faire des injections, mais il ne put y parvenir; néanmoins, l'abcès s'est refermé peu à peu, et le 18 avril la guérison paraît complète. Il reste seulement de l'induration au niveau de la tumeur. Quelques jours après, un nouvel abcès se forma, la fistule se rouvrit, et depuis elle a continué à suinter un peu sans faire souffrir le malade. Au total, il se trouve mieux.

Le 23 septembre et le 30 septembre, même état. Le stylet parcourt toute l'étendue de la fistule et arrive jusqu'au conduit auditif. Je pratique une injection, et le liquide ne revient pas par l'oreille. Ces injections sont extrêmement douloureuses, et le malade me dit ne plus pouvoir les supporter. Il refuse toute espèce de traitement.

J'ai appris que sa fistule persiste et qu'il est toujours dans le même état.

Bien que nous ayons eu dans ce cas un insuccès, il ne sera peut-être pas sans intérêt d'en rechercher la cause. Est-elle dans la nature de la maladie, ou bien dans la manière dont le médicament a été administré ?

D'abord, cette fistule est évidemment consécutive à un kyste. Les détails de l'observation ne laissent pas de doute à cet égard. Au moment où nous voyons le malade pour la première fois, les parois du kyste sont revenues sur elles-mêmes; elles forment la paroi du trajet fistuleux et donnent la sensation d'un cordon dur que nous avons décrit. Or, cette paroi épaisse, sécrétante, pouvait présenter plus de résistance à l'action de la liqueur de Villate qu'une fistule ordinaire. Néanmoins, à plusieurs reprises, la cicatrisation a été obtenue pendant un temps assez long pour faire croire à une guérison définitive, lorsqu'une nouvelle collection purulente venait remettre tout en question.

Mais si la nature même de la fistule rend compte jusqu'à un certain point de notre insuccès, il ne faut pas perdre de vue que le traitement n'a pas été ce qu'il aurait dû être. Ainsi, le malade, qui demeure à cinq lieues de chez moi, ne venait pas me voir régulièrement ; il restait quelquefois un ou deux jours à Lisieux, et alors je lui faisais moi-même une ou deux injections qui pénétraient bien dans toute l'étendue de cette longue fistule, puis il retournait chez lui où il continuait à faire lui-même ses injections d'une manière fort incomplète. Au bout de quelques jours, la fistule se guérissait, puis, les parois du kyste venant à sécréter du pus pendant un temps plus ou moins long, la fistule se rouvrait. C'était à recommencer.

Pour guérir ce malade, il aurait fallu l'avoir sous la main et faire tous les jours une injection bien complète pendant quinze jours, un mois, peut-être même plusieurs mois, et il est bien probable qu'à un moment donné la fistule se serait fermée. L'observation suivante, qui vient à l'appui de ce que nous avançons, est un exemple bien remarquable de ce que l'on peut obtenir par l'emploi suffisamment prolongé de la liqueur de Villate.

OBSERVATION XLVᵉ. — *Kyste dermoïde du plancher de la bouche. — Drain. — Injections iodées. — Insuccès.*

— Liqueur de Villate pendant plusieurs mois — Guérison.

— Mme Hébert, bouchère, 33 ans, excellente constitution, pas de scrofules dans son enfance. A l'âge de 16 ans, elle se fit arracher une grosse molaire de la mâchoire inférieure du côté droit. On lui enleva avec la dent une portion de l'alvéole. Une violente inflammation de la bouche en fut la conséquence, et une tumeur se développa sous la langue du côté droit. Un médecin lui dit que c'était une grenouillette. Peu à peu les accidents inflammatoires se calmèrent, tout rentra dans l'ordre; mais la malade conserva au-dessous de la branche horizontale du maxillaire inférieur, dans le point qui correspond à la glande sous-maxillaire, une petite grosseur du volume d'une noisette, indolente, mobile sous la peau. Cette petite tumeur augmenta progressivement de volume, d'abord d'une façon insensible, mais dans ces dernières années, son accroissement devint très-appréciable, et le 23 mars 1864, elle avait le volume d'un œuf de dinde. Pas de changement de couleur à la peau. Mobile sans adhérence, faisant saillie dans la bouche sous la langue du côté droit, indolente à la pression. En la comprimant, on ne fait refluer aucun liquide par l'orifice des canaux des glandes sublinguales. Il y a de la rénitence, pas de fluctuation manifeste. Pensant que la tumeur est formée par un kyste très-distendu par le liquide, je pratique une ponction avec un trocart. Il s'écoule un liquide purulent. Le kyste est complétement vidé. Injection iodée avec la teinture d'iode pure. Une partie de l'injection reste dans le kyste.

Peu à peu le kyste reprend son volume primitif; puis, augmentant encore de volume, il finit par causer une gêne marquée dans la mastication. Il devint douloureux et il apportait même par moments une certaine gêne à la respiration, de·sorte que la malade se décida de nouveau à se faire opérer le 16 octobre 1865.

La tumeur est dure, mobile, non adhérente à la peau et aux parties profondes. Elle remplit toute la région sous-maxillaire droite et descend jusqu'à la grande corne de l'os hyoïde. Dans la bouche, elle soulève la langue et fait saillie entre cet organe et l'os maxillaire. En ce point, elle paraît située sous la muqueuse qui est congestionnée et on y perçoit de la fluctuation. Je ponctionne la tumeur, vers sa partie inférieure, avec un bistouri. Il s'écoule d'abord un liquide purulent qui est bientôt suivi d'une quantité considérable d'une matière épaisse, semblable à du fromage et identique à celles que contiennent les kystes sébacés. Cette matière sort difficilement, bien que j'élargisse l'ouverture. Je fais alors des injections avec de l'eau tiède dans le kyste, mais il m'est impossible de le débarrasser de cette matière. Par l'incision, je constate que le kyste a une paroi épaisse, résistante, qui m'inspire des inquiétudes pour l'avenir. Un gros séton est introduit dans la plaie. Cataplasmes.

Les jours suivants, on continue les injections d'eau tiède. Des quantités considérables de pus s'écoulent et entraînent des masses de matière sébacée. Au bout de six jours, il ne sort plus que du pus par la plaie. C'est alors que j'applique un drain, et tous les jours, je fais dans le kyste une injection avec de la teinture d'iode pure.

Le 15 novembre, les injections de teinture d'iode n'ont amené aucun résultat. La suppuration est toujours abondante, mais le kyste a diminué de moitié. Je pratique alors des injections de liqueur de Villate ; elles sont bien supportées quoique douloureuses. Le drain est maintenu dans la plaie et la tient béante. Ces injections sont continuées tous les jours jusqu'au 25 décembre; à cette époque le kyste est revenu sur lui-même, il n'a plus que le volume d'une aveline, la suppuration est presque nulle. Je retire le drain, et je continue l'injection ; tous les jours, avec un stylet on débouche l'orifice afin de la faire.

Le 5 janvier 1866, la suppuration a cessé.

Le 9 janvier, le stylet peut encore pénétrer dans le trajet fistuleux qui est encore profond et qui admet dans sa cavité la moitié d'une petite seringue en verre de liqueur de Villate.

Le 17 janvier, la fistule paraît guérie: il est impossible d'y introduire un stylet. Il reste au niveau du kyste un petit noyau dur.

Le 23 mai suivant, je revois la malade, elle m'apprend que la tumeur s'est reproduite au bout d'un mois, est devenue douloureuse, que la cicatrice a fait une saillie et qu'au bout de quelques jours elle s'est rouverte en donnant issue à une grande quantité de pus bien lié. La tumeur s'affaissa, au bout de quelques jours la fistule se ferma. Mais tous les huit ou dix jours il y avait réapparition des mêmes accidents.

Le 28 juin, la tumeur venait de s'ouvrir et de donner issue à une grande quantité de pus : j'introduisis dans la fistule de la racine de gentiane, et je parvins à la dilater suffisamment, pour faire pénétrer dans le kyste un drain de 4 millimètres de diamètre. Avec un stylet je constatai que le kyste remontait jusque derrière l'angle de la mâchoire, et qu'il s'étendait sous toute la muqueuse qui tapisse le plancher buccal du côté droit.

Je fais dans ce foyer une injection de Villate tous les jours. Elle s'accompagne de vives douleurs qui s'irradient dans tout le côté de la tête et durent trois ou quatre heures. Deux fois le drain ayant été expulsé de la fistule, je fus obligé de la dilater avec la tige du *fucus laminaria*.

Vers le 20 juillet, le kyste avait diminué des deux tiers. Le 1ᵉʳ août, il admettait encore dans sa cavité le tiers d'une petite seringue à injection en verre. Je fis alors préparer une solution de Villate plus caustique que celle dont nous avons donné la formule :

Sous-acétate de plomb liquide. . .	15 gram.
Sulfate de cuivre cristallisé. . . .	*aa* 10 gram.
Sulfate de zinc cristallisé.	
Vinaigre de vin blanc.	100 gram.

Avec ce liquide je fis tous les jours une injection pendant dix jours : les douleurs étaient très-vives et duraient toute la journée. Le dernier jour, le drain ne pénétrait plus dans le kyste qu'à deux centimètres de profondeur. Je le retirai, et trois jours après la fistule était cicatrisée.

Le 22 octobre, la malade est accouchée d'une fille bien portante. Le traitement n'a eu aucune influence ni sur la mère, ni sur l'enfant. Il n'y a plus qu'un petit noyau dur au niveau de la cicatrice, qui ne s'est pas rouverte depuis la dernière injection.

Le 15 novembre, la tumeur se reforme, la cicatrice s'ouvre de nouveau et donne issue à du pus. Je refais par la fistule des injections de la liqueur de Villate caustique pendant huit jours, et la fistule se referme pour ne plus se rouvrir, et aujourd'hui la guérison, qui date de deux ans, peut être considérée comme définitive. Au niveau de l'orifice de la fistule il y a une petite cicatrice déprimée et on sent dans l'épaisseur des parties molles une induration de la grosseur d'une lentille.

Un mot d'abord pour justifier le titre de notre observation. Lors de notre première ponction nous avons été probablement induit en erreur par la malade. Elle faisait remonter l'origine de son kyste à la fluxion qu'elle avait eue à l'âge de 16 ans, après l'extraction d'une dent; il est plus vraisemblable qu'il avait passé inapercu jusqu'à ce moment à cause de la petitesse de son volume; lors de notre première ponction, dis-je, nous crûmes avoir affaire à un abcès primitivement froid et enkysté. Mais lorsque plusieurs mois après nous ouvrîmes le kyste et que nous en fîmes sortir d'énormes quantités de matière sébacée, il n'y avait plus de doute possible, nous avions sous les yeux un de ces kystes dermoïdes du plancher de la bouche, qui, contrairement à ce que l'on observe habituellement, s'était enflammé spontanément et ne nous donnant que du pus phlegmoneux, nous avait fait croire tout d'abord à un abcès. Après avoir fait pendant un mois usage des injections iodées, la suppuration était toujours abondante, mais le kyste avait diminué de moitié. Nous eûmes alors recours à la liqueur de Villate. On nous fera peut-être le reproche de ne pas avoir continué plus longtemps l'usage de l'iode: le kyste avait diminué de moitié, c'était bien quelque chose : or si l'on avait employé l'iode avec autant de persévérance que la liqueur de Villate, qu'est-ce qui prouve que l'on n'eût pas réussi? Cette objection en apparence très-fondée est plus spécieuse que réelle. En effet, si nous n'avons pas insisté plus longtemps sur les injections iodées, c'est qu'elles nous avaient

donné tout ce qu'elles pouvaient donner. Il est démontré aujourd'hui qu'elles sont impuissantes à guérir
les kystes dermoïdes ; il était donc inutile de les continuer plus longtemps et de prolonger l'état de souffrance de la malade. Nous dirons plus, si nous les
avons employées dès le début c'était pour obtenir le
retrait du kyste, tâter la susceptibilité de la malade
et la préparer à l'injection de Villate. Nous fîmes
donc cette dernière pendant deux mois de suite. Nous
pûmes croire un instant que la guérison était obtenue :
mais une récidive nous obligea à reprendre les injections pendant un mois d'abord ; puis modifiant la liqueur de Villate en augmentant la proportion des sels
pour augmenter sa causticité, nous fîmes une dizaine d'injections à la suite desquelles la fistule se
ferma. Trois mois après elle se rouvre, mais huit
injections suffisent pour rendre la guérison définitive.

On voit tout ce qu'il nous a fallu de persévérance
pour arriver à ce résultat, qui du reste est des plus remarquables. Est-ce à dire que nous préconisions la liqueur de Villate dans le traitement des kystes dermoïdes du plancher de la bouche ? Non certainement.
Nous pensons avec M. Paquet, auteur d'un travail
intéressant sur cette affection[1], qu'il faut pratiquer
l'extirpation du kyste. Mais autant ce précepte doit
être appliqué lorsque le kyste est rempli de matière
sébacée, autant il était absolument impraticable lorsque notre kyste était ouvert et que par conséquent ses

1 PAQUET. *Archives de médecine*, juillet 1867.

parois étaient flasques et plissées. Vouloir en faire la
dissection dans de semblables conditions, c'était s'exposer à faire une opération dangereuse d'abord et
qui peut-être serait restée inachevée. Il nous fallait
donc de toute nécessité avoir recours aux injections caustiques. Or, tous les chirurgiens savent
avec quelle difficulté on obtient la destruction de
semblables kystes. Les injections caustiques (potasse
caustique, etc.), outre qu'elles ne sont pas toujours
sans danger, échouent bien souvent. Nous croyons
donc que dans de semblables circonstances la liqueur
de Villate peut être une ressource précieuse; et qu'il
ne faut pas craindre, comme nous l'avons fait, d'en
augmenter la causticité lorsque la guérison se fait
trop attendre. Nous ne terminerons pas ces réflexions
sans faire remarquer que nous avons eu soin, pendant
toute la durée du traitement, de maintenir un drain
dans l'orifice du kyste afin de prévenir la rétention du
liquide injecté et par suite les accidents qui auraient
pu en être la conséquence.

CHAPITRE XI

ACTION DE LA LIQUEUR DE VILLATE SUR LES MEMBRANES MUQUEUSES ENFLAMMÉES.

Jusqu'à présent nous avons vu la liqueur de Villate employée dans le traitement des fistules rebelles
d'origines diverses amener la cicatrisation de ces fis-

tules. Maintenant nous allons étudier son action sur certaines muqueuses dont l'inflammation chronique peut donner lieu à des fistules incurables ou entraîne des suppurations interminables. Ici encore la liqueur de Villate pourra nous rendre des services et, quoiqu'ils soient moins éclatants que dans les chapitres précédents, il ne sera pas sans intérêt de les passer successivement en revue.

§ 1. — FISTULES CONSÉCUTIVES AUX ABCÈS DES SINUS FRONTAUX

Nous commencerons par les sinus qui, communiquant avec les fosses nasales, se comportent comme de véritables abcès lorsque la muqueuse qui les tapisse vient à s'enflammer et donne lieu à des fistules parfois incurables.

OBSERVATION XLVIe. — *Fistule rebelle consécutive à un abcès du sinus frontal. — Guérison en huit jours.* — Une jeune Anglaise vint consulter, en 1864, M. Nélaton, pour une fistule qu'elle portait au milieu du front, et qui était consécutive à un abcès développé dans le sinus frontal. Cette fistule faisait le désespoir de cette dame. Après avoir consulté sans résultat toutes les sommités chirurgicales de l'Angleterre et de l'Allemagne, elle vint s'adresser à M. Nélaton.

Rien, jusqu'à ce jour, n'avait pu la guérir. M. Nélaton constata qu'il n'y avait aucune lésion osseuse, et il fit dans la fistule plusieurs injections de liqueur de Villate. Huit jours après, la fistule se cicatrisa et la maladie n'a pas récidivé depuis.

OBSERVATION XLVIIe. — *Fistule consécutive à un abcès du sinus frontal. — Amélioration.* — Le directeur d'une maison d'éducation dans le département du Nord, avait une fistule consécutive à un abcès du sinus frontal, et avait été traité sans succès lorsqu'il vint consulter M. Néla-ton, dans le courant de l'année 1866. L'injection de Villate fut prescrite, le malade retourna chez lui et écrivit bientôt qu'il était presque guéri. Mais depuis, sa fistule s'est rouverte. M. Nélaton lui a conseillé de reprendre l'usage des mêmes injections. Depuis il n'en a pas eu de nouvelles. Le malade a-t-il été définitivement guéri ? Nous l'ignorons. Quoi qu'il en soit, nous pouvons toujours affirmer que sa situation a tout d'abord été très-prompte-ment améliorée.

Dans ces deux observations la liqueur de Villate n'agit pas seulement en faisant cicatriser le trajet fis-tuleux, mais aussi en modifiant la sécrétion de la mu-queuse qui tapisse le sinus ; elle supprime l'exhala-tion purulente de cette muqueuse, de la même manière qu'elle tarit chez le cheval la sécrétion puriforme du derme dénudé dans les eaux aux jambes.

Ces deux succès, ou tout au moins le premier, si on conteste le second, sont bien faits pour détermi-ner les chirurgiens à employer la liqueur de Villate dans les fistules consécutives aux abcès du sinus maxillaire, fistules beaucoup plus fréquentes que celles du sinus frontal et qui comme ces dernières sont souvent très-rebelles.

§ 2. FISTULES LACRYMALES

Nous avons été par analogie conduits à essayer la liqueur de Villate dans le traitement des fistules lacrymales ; nous allons rapporter les deux cas dans lesquels nous l'avons employée.

OBSERVATION XLVIIIe — *Fistule lacrymale par inflammation chronique du sac. — Injection de liqueur de Villate. — Guérison.* — M. M..., âgé de dix-neuf ans, employé dans un magasin de nouveautés, faible, peu développé pour son âge, n'a cependant jamais eu de maladies graves, pas de traces de scrofules. Il y a deux ans et demi, il fut pris insensiblement d'un écoulement de larmes claires de l'œil droit. Plusieurs mois après, il survint de l'engorgement dans le grand angle et en le comprimant il ressortait par les points lacrymaux un liquide purulent. Cet état persista pendant dix-huit mois environ, lorsqu'il y a quatre mois, il se forma un abcès, dans le grand angle, à la suite d'un courant d'air. On appliqua des cataplasmes, puis on en fit l'ouverture avec un bistouri. La plaie se cicatrisa, puis l'abcès se referma et fut rouvert, à plusieurs reprises. Enfin il resta de la tuméfaction dans le grand angle de l'œil, et la plaie faite avec le bistouri resta fistuleuse. Aujourd'hui, 9 mars 1867, le malade est dans l'état suivant :

Tuméfaction et coloration rougeâtre du grand angle de l'œil droit au niveau du sac lacrymal. A la partie la plus saillante est un orifice fistuleux. A l'aide d'un stylet très-fin, on pénètre dans le sac. Par la pression, on fait sortir du pus à la fois par cet orifice et par les points lacrymaux. Depuis longtemps en se mouchant, il rend par la narine droite qui est un peu plus humide que la gauche, des matières jaunâtres, qui parfois ont une odeur très-fétide. Une petite corde à boyau est introduite dans la fistule jusqu'au fond du sac pour la dilater. Le lendemain, je remplace la corde à boyau par une petite cheville du fucus laminaria bien desséchée et bien polie. Au bout de vingt-quatre heures, je la retire. La fistule est assez dilatée pour permettre l'introduction d'un petit drain en caoutchouc qui aura pour avantage de faciliter l'écoulement du pus et de servir de conducteur aux injections que je me propose de pratiquer.

Le 10 et le 11, repos. Le pus qui s'écoule par le drain, a une odeur forte, fétide, quoiqu'il soit bien lié et visqueux. L'exploration avec un stylet est douloureuse, mais elle nous permet de constater qu'il n'y a aucune parcelle de tissu osseux mise à nu.

Le 13 mars: Injection par le drain avec la liqueur de Villate coupée avec moitié eau. Cette injection revient dans l'œil par les points lacrymaux et un peu par la narine droite. Douleur assez vive, mais supportable. Injection modérée de la conjonctive oculaire. Huile de foie de morue, une à deux cuillerées par jour.

Le 14 et le 15, une circonstance imprévue m'empêcha de voir le malade. Le 16, le drain s'est déplacé, on est obligé de dilater de nouveau la fistule.

Le 17, réapplication du drain et injection de liqueur de Villate coupée.

Le 18 et les jours suivants, injection de liqueur pure.

Le 22, on supprime le drain, et après l'injection on le remplace par un morceau de corde à boyau qui pénètre dans l'intérieur du sac et empêche la fistule de se refermer

Le 25 on supprime la corde à boyau. Les jours suivants, on continue l'injection tous les jours, elle pénètre dans le sac, revient par les points lacrymaux et par le nez; elle détermine de la douleur et de la rougeur dans l'œil; mais quelques lotions avec de l'eau froide font bientôt cesser ces accidents.

Le 1ᵉʳ avril, on supprime l'injection.

Le 3 avril, la plaie est presque fermée, et la pression du sac lacrymal ne fait plus sortir de pus par les points lacrymaux.

Le 7, guérison complète ; seulement lorsque le malade s'expose à l'air, il sort quelques larmes. Je conseille, pour consolider la guérison, l'usage d'un collyre avec eau de roses 50 gram. et bi-chlorure d'hydrarg. 0,025 milligr.

Depuis, la guérison a toujours persisté et il n'y a eu aucune récidive.

Cette observation est un bel exemple de guérison d'une fistule lacrymale par la liqueur de Villate. Entre autres remarques, nous ferons observer que la liqueur a guéri en modifiant la sécrétion du sac lacrymal et en faisant cesser l'inflammation chronique de la muqueuse qui le tapisse. Elle n'a point agi à la manière des caustiques qui détruisent le sac; au contraire il a été conservé dans tout son entier, et il est resté perméable. Lorsque l'injection refluait par les points lacrymaux dans l'intérieur de l'œil, elle ne causait qu'une douleur et une rougeur passagère qui cédaient bientôt à quelques lotions d'eau froide. A ce point de vue elle est bien préférable à la teinture d'iode, qui est très-mal supportée par la conjonctive oculaire.

Or, dans un cas semblable il est à peu près impossible de faire une injection dans le sac sans qu'elle sorte pas les points lacrymaux.

Dans l'observation suivante, le résultat est moins favorable à la liqueur de Villate.

OBSERVATION XLIXe. — *Fistule lacrymale.* — *Liqueur de Villate.* — *Guérison par le caustique de Canquoin.* — Trosley Edmond, demeurant à Fumichon, âgé de 13 ans, d'une bonne santé, ne présentant aucune trace de scrofules, reçoit, il y a six ans, au grand angle de l'œil gauche, un coup de pierre. Depuis ce jour, il existe dans cette région une tumeur de la grosseur d'une noisette. L'œil ne pleure pas, mais à la partie inférieure de cette tumeur, sur le côté du nez, existe un orifice fistuleux par lequel s'écoule continuellement un liquide muco-purulent.

Dans ces derniers temps, cette fistule s'est fermée, la tumeur a augmenté de volume, et aujourd'hui, 16 septembre 1866, on m'amène l'enfant.

La tumeur a le volume d'une aveline, elle est située sur le trajet du sac lacrymal, et elle est limitée en haut par le tendon de l'orbiculaire, qu'elle ne dépasse pas et ne soulève pas. A sa partie inférieure et antérieure, on voit la cicatrice du trajet fistuleux. La peau qui la recouvre est légèrement injectée, mais du reste elle est saine; par la pression on ne fait refluer aucun liquide, ni par les points lacrymaux, ni par la narine correspondante. La tumeur est fluctuante, mais on sent qu'elle est fortement distendue par le liquide. Je pratique immédiatement une ponction au centre de la tumeur, et il sort un liquide glaireux. La tumeur ne s'affaisse pas. Cataplasmes.

Le 27 septembre, on me ramène l'enfant. L'ouverture s'est formée et la tumeur s'est reproduite. Je pratique de nouveau une ponction et j'applique immédiatement un drain qui pénètre à une profondeur de 12 millim. Il sort un liquide muco-purulent. Cataplasmes.

Le 30 septembre, je fais, à l'aide d'un drain, une injection dans la tumeur avec de la liqueur de Villate coupée avec moitié eau. Cette injection est peu douloureuse. Pendant les six jours suivants, je fais une injection de liqueur de Villate pure. — Repos pendant trois jours.

Le 9 octobre, le liquide qui s'écoule par le drain est moins purulent, et moins abondant, mais il exhale toujours une odeur fétide que nous avions remarquée dès les premiers jours de l'application du drain. La tuméfaction de toute la région paraît diminuer un peu. Je reprends l'injection pendant quatre jours consécutifs, suivis d'un repos de trois jours. Je remarque que si je pousse un peu fort le liquide et si je distends le sac lacrymal, la liqueur revient dans l'œil par les points lacrymaux, ce qui cause une cuisson assez vive, mais supportable, et n'amène qu'une rougeur passagère de la conjonctive. J'ai soin du reste de m'arrêter aussitôt que la liqueur apparaît aux points lacrymaux.

Le 17 octobre, le mucus qui s'écoule est clair, transparent, encore mélangé d'un peu de pus ; il n'a plus d'odeur fétide. Je retire le drain et je fais par l'orifice fistuleux une injection tous les jours.

Le 20, je replace le drain. — La suppuration est toujours muco-purulente. — Je continue l'injection tous les jours jusqu'au 27.

Le 27, je retire le drain, et je continue l'injection jusqu'au 29 novembre inclusivement. A partir de ce jour, je débouche tous les jours l'orifice, sur lequel il se forme une petite croûte, et la pression en fait sortir quelques gouttes de muco-pus.

Le 5 novembre, il n'y a plus de croûte, et la fistule est complétement fermée.

Pendant les huit jours qui suivent, en comprimant la tumeur, on fait refluer par les points lacrymaux un peu de muco-pus dont la quantité diminue chaque jour, et, à partir du 13, la pression la plus forte ne fait plus rien sortir ; le grand angle de l'œil ne présente aucune tuméfaction. On y remarque deux petites cicatrices à peine visibles, et qui sont la trace de la première fistule et de l'incision que nous avons dû pratiquer. L'œil ne pleure pas lorsque l'enfant est exposé à l'air ; en un mot, la guérison est complète.

Pendant les trois mois qui suivirent, la guérison se maintint et paraissait être définitive, lorsque, sous l'influence d'un refroidissement, la tumeur du grand angle de l'œil reparut tout à coup. On me ramena l'enfant; il était exactement dans le même état que lorsque je le vis pour la première fois. J'ouvris la tumeur à son sommet, puis j'appliquai au fond du sac un peu de pâte de Canquoin, qui eut pour effet de détruire les parois du sac, et au bout de dix-neuf jours l'enfant était complétement guéri. Depuis, il n'y pas eu de récidive; je m'en suis assuré encore au commencement d'octobre 1868.

La première partie de cette observation est le pendant de la précédente. La liqueur de Villate a fait cesser la suppuration et l'inflammation chronique du sac, à tel point que nous pûmes croire un instant à une guérison définitive lorsqu'une récidive vint tout remettre en question. Peut-être eussions-nous réussi, en employant de nouveau la liqueur de Villate ; nous n'avons pas cru devoir le faire puisque nous avions à notre disposition un moyen très-simple et presque toujours infaillible, je veux parler de la destruction du sac par la pâte de Canquoin.

Nous ne sommes pas tellement fanatique de la liqueur de Villate que nous voulions la substituer dans tous les cas, à toutes les autres médications. Nous avons voulu seulement nous rendre compte de ce qu'elle pouvait nous donner dans toutes les maladies où elle paraissait devoir être appliquée avec utilité et en particulier dans les fistules lacrymales. Nous venons de voir par les observations qui précèdent, qu'elle a une efficacité très-réelle ; mais nous ne prétendons pas pour cela qu'elle doive détrôner le traitement par excellence de la fistule lacrymale, c'est-à-dire la destruction du sac par les caustiques. Cependant je crois que dans certains cas où ils ne pourraient être employés et particulièrement dans les fistules lacrymales compliquées de carie de l'unguis et de l'os maxillaire la liqueur de Villate serait appelée à rendre de grands services, soit qu'on l'employât en injection, soit qu'on en imbibât la mèche, si l'on avait recours au séton.

§ 3. — OPHTHALMIES

L'action bien évidente de la liqueur de Villate sur la sécrétion purulente de la muqueuse enflammée des sinus frontaux, nous a déterminé à essayer ce médicament dans l'ophthalmie purulente subaiguë, alors que les conjonctives recouvertes de nombreuses granulations fournissent une suppuration d'une abondance extrême.

OBSERVATION L*e*. — *Ophthalmies purulentes. — Insuccès.* — Une femme âgée de 33 ans entra dans mon service à l'hôpital de Lisieux, au mois d'octobre 1864, avec son fils, âgé de 7 ans, tous deux atteints d'ophthalmie purulente.

La mère avait l'œil gauche perdu, un staphylôme de l'iris. L'œil droit était conservé ; elle y voyait encore, la cornée était intacte ; mais les deux paupières étaient couvertes de granulations et sécrétaient toutes les demi-heures environ une cuillerée à café de pus.

L'enfant était exactement dans le même état que la mère : l'œil gauche était perdu ; le droit était encore conservé.

Je soumis les deux malades au même traitement. Je renversai les deux paupières, et avec un pinceau trempé dans la liqueur de Villate, filtrée de manière qu'il n'y eût pas de précipité de sulfate de plomb, je touchai les surfaces granuleuses ; puis, au bout d'une ou deux minutes, je fis passer à l'aide d'une seringue un courant d'eau fraîche pour laver les paupières. J'ai opéré ainsi tous les jours pendant dix jours ; et si, pendant ce temps, je n'ai pas vu le mal s'aggraver, je dois dire qu'il est resté stationnaire. Aussi ai-je cru prudent d'avoir recours d'abord au caustique lunaire, puis au sulfate de cuivre, sous l'influence duquel mes deux malades ont fini par guérir et conserver chacun l'œil qu'ils avaient encore lorsqu'ils étaient entrés dans mon service.

Ces deux faits suffisent pour démontrer que la liqueur de Villate n'a aucune action sur l'ophthalmie

purulente, et il m'a paru parfaitement inutile de renouveler l'expérience. Du reste, on aurait presque pu
prévoir ce résultat. L'ophthalmie purulente est une
affection trop aiguë, pour que la liqueur de Villate
puisse lui être appliquée avec avantage. Ne ressort-il
pas de tous les faits que nous avons cités, que c'est
surtout dans les affections chroniques de vieille date
que ce médicament est héroïque. Nous avions donc
tort de nous attaquer à une affection aussi essentiellement aiguë que l'ophthalmie purulente.

Mais il n'en est pas de même dans les ophthalmies
chroniques, s'accompagnant de granulations, de vas-
cularisations plus ou moins étendues des conjonctives.
Mon ami le docteur Triboulet, médecin de l'hôpital
Sainte-Eugénie, nous a dit en avoir obtenu les meilleurs
effets dans certaines ophthalmies chroniques, torpides,
s'accompagnant de boursouflement des conjonctives
palpébrales. Nous-même, dans un cas des plus graves,
nous avons obtenu un résultat des plus satisfaisant.

Il s'agissait d'un jeune homme de dix-huit ans qui,
à la suite d'une ophthalmie catarrhale des plus graves,
avait un ectropion considérable de la paupière inférieure de l'œil gauche. Cet ectropion était déterminé
par une hypertrophie et un bourgeonnement considérable de la muqueuse palpébrale. La conjonctive
oculaire était le siége d'une vascularisation très-
marquée, qui s'étendait sur la moitié de la cornée
transparente qui elle-même présentait une ulcération
superficielle. Je fis toucher tous les jours la conjonctive palpébrale, avec un pinceau trempé dans la li-

queur de Villate préalablement filtrée, afin qu'il n'y
restât aucune parcelle de sulfate de plomb, qui aurait
pu déterminer au niveau de l'ulcération une tache
indélébile. Au bout de quinze jours, le malade revint
parfaitement guéri; l'ectropion avait disparu, l'ulcération de la cornée était guérie, la vascularisation
dont elle était le siége avait disparu, et elle avait
repris sa transparence.

Nous pouvons donc conclure de ce qui précède
que la liqueur de Villate peut avoir son utilité dans
certaines formes d'ophthalmies, pourvu qu'elles soient
chroniques.

§ 4. — BLENNORRHAGIE CHRONIQUE

Par analogie, nous avons été naturellement ame-
nés à administrer la liqueur de Villate, en injections
dans la blennorrhagie, passée à l'état chronique.
Voici d'abord quelques-uns des faits que nous avons
observés.

OBSERVATION LIe. — *Goutte militaire.* — *Injection
de liqueur de Villate.* — *Retour à l'état aigu.* — M. D...,
voyageur de commerce, âgé de 30 ans environ, a été
atteint il y a un an d'une blennorrhagie, qu'il a d'abord
soignée, d'après mes conseils, pendant six semaines (bains,
balsamiques, injections astringentes). L'écoulement se
tarit; mais un suintement, abondant surtout le matin,
persista. Ce suintement augmentait et prenait un caractère d'acuité assez marqué, lorsque le malade se fatiguait
ou faisait quelques excès. Ennuyé de voir ces accidents

se prolonger indéfiniment, M. D... revint me voir le
5 août 1868. Lèvres du méat urinaire collées, léger suintement uréthral qui se manifeste le matin, sous forme
d'une grosse goutte jaunâtre, purulente. Pas de douleur
en urinant. Je prescris trois injections par jour avec :

    Eau distillée. . . . . . 125 grammes.
    Liqueur de Villate . . 10   —

Le 7 août, le malade revient me voir. L'écoulement
est redevenu très-abondant. Douleur en urinant le long
du canal. Continuer l'injection.

Le 9 août. L'état aigu s'est prononcé de plus en plus.
— Suppression de la liqueur de Villate. Opiat, copahu
et cubèbe. — Plus tard, injections astringentes avec le
sulfate de cuivre, puis avec l'eau blanche, et enfin guérison au bout d'un mois.

Cette première observation n'est pas très-favorable
à la liqueur de Villate. Elle a ramené un état aigu
qui, il est vrai, a été combattu avec succès par les
moyens ordinaires. Mais tel n'était pas le but que
nous nous proposions en l'administrant. Aussi instruit
par cette expérience, nous avons augmenté la proportion d'eau contenue dans l'injection.

OBSERVATION LIIᵉ. — *Blennorrhagie chronique.* —
Orchite. — *Injection de liqueur de Villate.* — *Réapparition
de l'orchite.* — *Guérison.* — Valclair (Emmanuel), âgé
de 26 ans, entre le 24 juillet 1868 à l'hôpital de Lisieux
pour une orchite du testicule gauche. L'écoulement uréthral date de vingt mois. Après un traitement approprié
(bains, cataplasmes, sangsues, repos au lit), l'orchite est

guérie le 15 août. L'écoulement a reparu et il y a une légère douleur en urinant. Je prescris trois injéctions par jour avec le mélange suivant :

> Liqueur de Villate. .   10 grammes.
> Eau distillée. 200   —

L'injection est à peine douloureusc.

Le 18 août. L'écoulement a beaucoup diminué.

Le 23 août. L'orchite reparaît. Cataplasmes. Repos au lit. On cesse l'injection.

Le 28 août. L'écoulement uréthral a reparu et l'orchite est guérie, cependant l'épididyme est encore un peu engorgé.

Le malade sort de l'hôpital.

Cette observation ne prouve rien, ni pour, ni contre l'injection. En effet, l'écoulement a bien disparu pendant l'usage de l'injection ; mais en même temps, l'orchite s'est reproduite ; or, on sait bien que ce retour de l'inflammation du testicule, suffit à lui seul pour faire cesser l'écoulement, et en effet, il s'est reproduit de nouveau lorsque l'orchite a été guérie. Je n'ái pas voulu recommencer de suite l'usage des injections ; l'épididyme étant encore un peu induré, j'avais peur d'une rechute. J'ai préféré renvoyer le malade, et le laisser se reposer pendant quelque temps ; malgré ses promessés, je ne l'ai plus revu.

OBSERVATION LIIIe. — *Écoulement uréthral chronique. — Guérison par la liqueur de Villate.* — Drouin (Léon), 25 ans, entre le 6 août à l'hôpital de Lisieux pour une coxalgie qui s'est développée dans la convalescence d'une fièvre typhoïde qu'il vient d'avoir.

Il y a trois mois, il fut pris d'une blennorrhagie quelques jours avant sa fièvre typhoïde. Huit jours après le début de cette affection, l'écoulement se supprima. Depuis une quinzaine de jours, l'écoulement a reparu sans cause appréciable. Il n'est pas très-abondant et n'est pas douloureux.

Le 6 septembre. Je prescris trois fois par jour l'injection avec : eau distillée, 200 grammes ; liqueur de Villate, 10 grammes.

Dès le premier jour, l'écoulement s'est arrêté et n'a pas reparu ; il est vrai que l'on a continué l'injection pendant huit jours.

OBSERVATION LIVe. — *Orchite.* — *Écoulement uréthral.* — *Guérison par la liqueur de Villate.* — Albert, marin, 18 ans, entre le 5 août à l'hôpital de Lisieux pour une orchite gauche. Il y a trois semaines, il a été pris de blennorrhagie avec douleur pendant la miction, pendant les huit premiers jours. Sept jours avant d'entrer à l'hôpital, le testicule s'enflamme, et on le traite par les sangsues, les bains et les purgatifs.

Le 18 août, l'orchite est guérie, mais il reste un léger écoulement qui ne s'accompagne d'aucune douleur pendant la miction. Même injection que précédemment, trois fois par jour.

Le 28 août il n'y a plus trace d'écoulement, et le 29 il sort de l'hôpital parfaitement guéri.

Dans ces deux dernières observations, l'efficacité de l'injection ne saurait être contestée. Aucun autre médicament n'a été employé. C'est donc à elle seule qu'il faut attribuer la disparition de l'écoulement.

Dans plusieurs autres cas, nous l'avons employée à la fin des blennorrhagies concurremment avec l'opiat de copahu et de cubèbe, et nous avons obtetenu les mêmes effets qu'avec l'injection de sulfate de zinc, c'est-à-dire la guérison presque toujours au bout de dix à quinze jours.

De ces divers faits, on peut conclure d'abord que la liqueur de Villate ne doit être employée en injections uréthrales, à moins d'indications particulières, qu'à la dose de 10 grammes pour 200 grammes d'eau distillée. Ainsi formulée, cette injection n'est pas douloureuse, est bien supportée par les malades et ne les expose pas à ces retours à l'état aigu qui nécessairement les éloigne du terme de la guérison. Maintenant est-elle supérieure aux autres injections astringentes, préconisées en pareille circonstance? Pour répondre à cette question, il faudrait un grand nombre de faits et d'expériences comparatives; l'un et l'autre nous manquent. Ce qui nous paraît ressortir simplement de nos observations, c'est que l'injection que nous avons employée a une efficacité manifeste, et à ce titre, elle mérite d'être inscrite dans le répertoire de ces injections astringentes, dont le praticien ne saurait avoir un trop grand nombre à sa disposition pour combattre ces blennorrhagies chroniques, parfois si rebelles.

CHAPITRE XII

EFFETS PHYSIOLOGIQUES

Au commencement de ce travail, nous avous donné la formule de la liqueur de Villate, puis nous avons indiqué, avec la manière de l'employer, les précautions à prendre pour se mettre à l'abri de tout accident. En lisant les diverses observations qui précèdent, on a pu apprécier les effets physiologiques de ce médicament; néanmoins, nous nous proposons dans ce chapitre de les présenter dans leur ensemble. Et d'abord, nous nous sommes demandé quelle est la composition chimique de cet assemblage bizarre de substances qui se décomposent les unes les autres. Un chimiste fort distingué, M. Courteille, pharmacien à Lisieux, dont chaque jour nous sommes à même d'apprécier l'habileté dans des expertises de médecine légale, en a fait l'analyse; et voici les résultats qu'il a obtenus :

Sulfate de plomb.	4 grammes.
Sulfate de cuivre.	3,988
Sulfate de zinc.	4,526
Acétate de cuivre.	1,598
Acétate de zinc.	1,216
Tartrate de potasse et matière colorante.	1
Vinaigre d'Orléans.	83,672
	100,000

C'est à la faible quantité de matière colorante
contenue dans le vinaigre de vin, que la liqueur de
Villate doit sa couleur verte. Préparée avec le vinaigre
distillé, ou l'acide pyroligneux, elle est bleue. On voit
par cette analyse, que l'acétate de plomb est entièrement décomposé, et est remplacé par du sulfate de
plomb insoluble. Quant aux autres sels, les sulfates
et acétates de cuivre et de zinc, ils sont en dissolution
dans le vinaigre qui est en excès.

La liqueur de Villate doit évidemment ses précieuses qualités thérapeutiques à la réunion des
diverses substances qui entrent dans sa composition,
et non pas à l'une d'entre elles à l'exclusion des autres. En effet, sans rien préciser à cet égard, nous
ferons observer que chacun des sels que nous venons
d'énumérer, pris isolément, peut bien avoir une action
plus ou moins caustique, plus ou moins astringente,
mais jamais comparable à celle de la liqueur de Villate; aussi, quelque étrange que paraisse sa composition, nous garderons-nous bien de la modifier, comme
on l'a déjà proposé. Telle qu'elle est, elle nous a
donné des guérisons inespérées, et cela nous
suffit.

En général, la liqueur de Villate injectée dans un
trajet fistuleux, et appliquée sur une plaie, cause une
douleur assez vive qui dure de une à plusieurs heures,
quelquefois toute la journée. Presque toujours cette
douleur s'atténue après les premières injections, et
devient très-supportable au bout de quelques jours.
Du reste, rien de plus variable; parfois très-légère,

cette douleur a dans quelques cas une intensité extrême qu'elle conserve lors des injections suivantes. Une fois elle était telle, que le malade en perdait complétement l'appétit. J'étais alors obligé d'interrompre de temps en temps les injections pour le laisser reposer. La maladie, il est vrai, était incurable et il fallut recourir à l'amputation. Néanmoins, ces faits sont rares, car à part deux exceptions, tous les malades ont vu la douleur diminuer, et ont pu supporter les injections jusqu'à parfaite guérison. Quoi qu'il en soit, la douleur est un élément dont le chirurgien doit tenir compte; aussi, lorsqu'on a des motifs pour la redouter, soit qu'on ait affaire à des fistules douloureuses ou dont on ne connaît pas bien toute l'étendue, soit que le sujet sur lequel on opère soit nerveux, irritable et doué d'une vive sensibilité, il faut faire les premières injections avec de la liqueur plus ou moins étendue d'eau, et bientôt on arrive graduellement, suivant l'effet obtenu, à l'employer pure.

Les premières injections déterminent une vive inflammation dans les trajets fistuleux qu'elles pénètrent. Cette inflammation est, en général, limitée; la suppuration augmente, mais elle ne tarde pas à diminuer beaucoup et même à se tarir complétement, ce qui indique la prochaine cicatrisation de la plaie. Quelquefois, après un certain nombre d'injections il se forme de petits abcès sur la longueur du trajet fistuleux ou dans son voisinage; il n'y a pas lieu de s'en préoccuper; presque toujours la guérison survient peu de temps après.

Lorsqu'il y a une carie, on voit souvent des parcelles osseuses se détacher sous l'influence de la liqueur de Villate et être entraînées au dehors par la suppuration. Après l'élimination de ces petites parcelles d'os, la cicatrisation d'ordinaire, marche vite.

Souvent chez les animaux et chez le cheval en particulier, où l'on a des trajets fistuleux de plusieurs décimètres de longueur, on voit se détacher de la fistule, après un nombre plus ou moins considérable d'injections, comme une sorte de fausse membrane, de tube membraneux, dont la longueur égale celle de la fistule. Une fois cette fausse membrane expulsée, on cesse les injections et la cicatrisation s'opère en quelques jours. Ce phénomène, nous devons le dire, n'est pas constant; très-souvent la guérison a lieu sans qu'il y ait élimination de fausses membranes. Chez l'homme, la production de tubes membraneux et surtout de lambeaux membraneux a été obtenue plusieurs fois; mais elle manque complétement dans bon nombre de cas. Presque constamment, dans les derniers jours qui précèdent la cicatrisation du trajet fistuleux, on en fait sortir par la pression quelques gouttes d'un liquide citrin, transparent, ayant l'aspect de la synovie.

La liqueur de Villate, d'après les effets qu'elle produit, paraît agir à la manière des caustiques légers en stimulant vivement la plaie, et quelquefois en déterminant à sa surface une légère eschare ou une pseudo-membrane qui en se détachant, laisse au-dessous d'elle une surface couverte de bourgeons charnus qui jouissent d'une grande puissance de cicatrisation. Cette action escharotique peut devenir plus prononcée dans quelques cas ; aussi faut-il veiller avec soin à ce que la liqueur ne séjourne pas en quantité notable dans les clapiers. Outre l'éventualité possible d'une gangrène ou d'une inflammation suraiguë, la rétention de la liqueur de Villate dans les trajets fistuleux peut déterminer des douleurs insupportables. Il faut dans ce cas, pour soulager le malade, évacuer le liquide, comme le faisait le docteur Saurel. (Obs. XLIIe.)

La liqueur de Villate ne saurait donc être employée, comme la teinture d'iode, pour le traitement des kystes, des collections circonscrites, en un mot des cavités closes, ne communiquant pas avec l'extérieur et dans lesquelles on laisse sans inconvénient une quantité de teinture plus ou moins considérable, afin d'en modifier les parois. Il est au contraire de toute nécessité, qu'elle puisse s'écouler facilement au dehors ; aussi n'est-elle indiquée dans le traitement de ces affections que lorsqu'elles communiquent avec l'extérieur par des fistules, ou qu'elles se sont transformées elles-mêmes en trajets fistuleux.

Lorsque la guérison a été obtenue, il n'est pas rare de voir au bout de quelques semaines, quelquefois au bout de quelques mois, une des fistules se rouvrir, ou bien un petit abcès se former dans le voisinage, et s'ouvrir spontanément en laissant un petit trajet fistuleux. Ces récidives n'offrent aucune gravité. Quelques injections ne tardent pas à les cicatriser.

Les injections de liqueur de Villate n'ont, dans beaucoup de cas, d'autre retentissement sur l'état général du malade que l'effet produit par l'amélioration survenue dans l'état local. Cependant chez quelques sujets épuisés par une abondante suppuration (observations XXXIVe, XXXVe), la modification apportée à l'état local par la liqueur de Villate est tellement profonde, que l'effet est instantané et que les malades retrouvent des forces, de l'appétit dès les premiers jours; eux-mêmes en ont conscience et en font part au chirurgien avant même qu'il ne le leur demande.

Quant aux accidents généraux que la liqueur de Villate peut déterminer, je puis dire de suite qu'ils sont très-rares, faciles à éviter et, pour ne pas me répéter, je renvoie au chapitre suivant où cette question est traitée avec tous les développements, qu'elle comporte.

On a pu remarquer dans quelques-unes des observations consignées dans ce Mémoire, que la liqueur de Villate n'avait pas toujours été administrée seule, mais que, pour certaines fistules étroites, on avait employé concurremment la dilatation avec les cordes à boyau, la racine de gentiane, etc., et que pour certaines tumeurs blanches on y avait joint la compression. Ces divers moyens et bien d'autres qui peuvent se présenter suivant la variété infinie des cas, employés isolément seraient insuffisants; mais réunis, ils viennent en aide les uns aux autres, et donnent des guérisons.

En résumé, les effets de la liqueur de Villate chez l'homme sont les mêmes que ceux qui ont été observés par les vétérinaires chez les animaux ; seulement, la sensibilité étant plus développée chez l'homme, nous devons davantage tenir compte chez lui de la douleur ; aussi sommes-nous astreints à plus de prudence et de ménagements, mais en réalité, la pratique est la même, et les résultats sont aussi brillants. Si l'opération du javart cartilagineux a pour ainsi dire disparu de la chirurgie vétérinaire, grâce à la liqueur de Villate, nous pouvons dire que, grâce à elle, la chirurgie humaine peut guérir certaines affections qui étaient regardées comme incurables, et pour lesquelles le bistouri était l'*ultima ratio*.

CHAPITRE XII

OBJECTIONS. — RÉFUTATION

Comme tous les médicaments nouveaux, la liqueur de Villate a ses partisans, mais elle a aussi ses détracteurs. On lui a reproché de causer des douleurs très-vives, de déterminer des inflammations graves qui peuvent aller jusqu'à la gangrène, de ne guérir en définitive que ce que l'on peut guérir par d'autres moyens moins douloureux, enfin de produire des accidents d'intoxication et même de déterminer la mort.

De toutes ces objections, la plus fondée est la première. Sans doute l'emploi de la liqueur de Villate est parfois très-douloureux. Nous avons vu dans l'ob-

sérvation XXe, les trois premières injections causer une douleur tellement vive, qu'il s'ensuivit de
l'agitation, du délire. C'est là un inconvénient réel
qui aurait pu d'ailleurs être évité si l'on avait étendu
d'eau les premières injections, mais qui a été largement compensé par le résultat obtenu. Il faut le reconnaître, la douleur présente rarement une semblable
intensité. Au bout de quelques jours, la tolérance
s'établit, et en définitive nous n'avons jamais ren-
contré qu'un malade qui ait renoncé à l'injection à
cause de la douleur qu'il éprouvait. Nous ne parlons
ici que des cas extrêmes, car pour le plus grand
nombre des malades, la douleur quoique vive est très-
supportable.

Maintenant il est bien certain que si l'on se con-
forme aux règles que nous avons tracées pour l'emploi de la liqueur de Villate : c'est-à-dire que si l'on
évite la rétention de la liqueur dans les clapiers, soit
par la dilatation préalable des trajets fistuleux, soit
par l'application de drains, soit par des contre-ouvertures, etc., on atténuera singulièrement les douleurs
que cause ce médicament.

J'en dirai autant des inflammations graves et de la
gangrène que l'on attribue dans quelques cas à la liqueur de Villate. On ne les observe jamais quand il
n'y a pas rétention de la liqueur dans les trajets fistuleux, et nous avons insisté sur les précautions à
prendre pour ne pas dépasser les limites d'une inflammation salutaire. Ainsi nous avons cité dans le cours
de ce travail, des cas dans lesquels il y avait des dé-

collements, avec amincissement de la peau chez les enfants, et cependant la liqueur de Villate, loin d'en déterminer la mortification, nous a donné de remarquables guérisons.

La liqueur de Villate ne guérit que ce que l'on peut guérir par d'autres moyens moins douloureux. La réponse à cette objection se trouve à chaque page de ce travail. Nous avons fait remarquer dans chaque observation que la liqueur de Villate n'était employée qu'après avoir acquis la certitude que tous les autres moyens avaient échoué et qu'il n'y avait pas de guérison possible. Si, par exception, nous l'avons administrée d'emblée, c'est que nous voulions nous rendre compte de son action dans tel ou tel cas particulier, ou bien c'est qu'il était de toute évidence que l'affection que nous avions à combattre résisterait à tous les autres agents thérapeutiques dont nous pouvions disposer ; à part ces quelques observations, toutes les autres démontrent d'une façon éclatante l'efficacité de la liqueur de Villate sur des maladies qui sans elle n'eussent point été guéries. Cette objection n'est donc pas sérieuse.

Quant aux accidents d'intoxication, nous ne les avons jamais vus se produire lorsqu'on n'a négligé aucune des règles que nous avons indiquées, et cependant nous avons fait l'injection sur de grandes surfaces, dans d'énormes clapiers, comme dans l'observation XXXVᵉ ; nous ne prétendons pas pour cela que la liqueur de Villate ne puisse pas être toxique. Un vétérinaire nous a dit avoir observé un cas dans le-

quel elle aurait déterminé des symptômes d'empoisonnement chez un cheval. Il est vrai qu'elle était employée à des doses considérables dans une vaste plaie
du dos, dans les anfractuosités de laquelle elle séjour-
nait forcément.

Moi-même j'ai eu dans un cas des symptômes
d'intoxication ; mais, je dois le dire de suite, on ne
peut les attribuer qu'à la manière dont l'injection a
été pratiquée. Voici le fait :

OBSERVATION LVe. — Mme B..., âgée de 48 ans,
d'une bonne constitution, embonpoint marqué, ne portant aucune trace de scrofules, a cessé d'être réglée depuis
deux ans. Depuis cette époque, elle portait dans le pli de
l'aine droite une petite grosseur du volume d'une noix ;
lorsqu'au mois de juillet 1867, cette tumeur se ramollit,
devint le siége d'un abcès qui fut ouvert avec le bistouri
et donna issue à du pus bien lié. Cet abcès avait été précédé de douleurs dans la hanche droite, douleurs mal
définies qui du reste n'avaient point obligé la malade à
garder le lit et ne l'avaient point empêchée de marcher.
Depuis l'ouverture de cet abcès, une fistule avait persisté
donnant lieu à un écoulement de pus assez considérable,
mais n'empêchant pas la malade de se livrer aux occupa-
tions de son ménage. Pas de troubles digestifs ; pas d'amaigrissement.

Le 24 février 1868, je sondai le trajet fistuleux, et je
remarquai que le stylet pénétrait d'avant en arrière dans
le bassin à une profondeur de 10 centimètres. Je dilatai
ce trajet fistuleux avec un long fragment de racine de
géntiane, puis j'appliquai un drain. A partir du 25, je
pratiquai tous les jours une injection avec la liqueur

de Villate étendue de deux tiers d'eau. Les injections furent parfaitement supportées et causaient des douleurs tolérables pendant deux ou trois heures.

Le 1er mars, repos pendant quatre jours.

Le 5 mars, reprise des injections pendant huit jours. La quantité d'eau ajoutée à la liqueur fut progressivement diminuée, et la dernière fois l'injection fut faite avec de la liqueur pure, sans accident. Le drain fut ensuite supprimé et nous laissâmes reposer la malade.

Le 27 mars, la fistule restant dans un état-stationnaire, je fis une injection d'environ 12 grammes de liqueur pure. Douleurs très-vives. La plus grande partie de l'injection ne ressort pas. Une demi-heure après, la malade fut prise de vomissements qui se répétèrent fréquemment pendant toute la journée; et en même temps il y eut une diarrhée continuelle. La nuit fut plus calme, et le lendemain tout était rentré dans l'ordre. Les jours suivants, je pratiquai des injections avec la liqueur coupée avec moitié eau et, à part quelques selles diarrhéiques, il n'y eut aucun accident.

Le 2 avril, on cesse les injections. Le 13, la suppuration a cessé et la fistule paraît cicatrisée; mais les jours suivants un nouvel abcès se forme, et la fistule se rouvre donnant issue à une grande quantité de pus.

Peu édifié sur la cause de ce trajet fistuleux, je supprime les injections; et je soumets la malade à l'usage de l'huile de foie de morue.

Cette observation est des plus instructives et vient à l'appui de ce que nous avancions. Nous avions affaire à un trajet fistuleux, profond de dix centimètres et peut-être plus, d'une nature indéterminée, se conti-

nuant dans le petit bassin dans le voisinage du péritoine. Tout d'abord nous le dilatons de manière à
prévenir la rétention de la liqueur de Villate; pour
plus de précaution, nous appliquons un drain. Les
premières injections sont faites très-étendues d'eau
(un tiers de liqueur pour deux tiers d'eau), puis peu
à peu on diminue la quantité d'eau, et nous arrivons
à faire l'injection pure sans déterminer aucun accident.

Après quatorze jours de repos, la liqueur pure est
injectée sans que l'on ait pris les précautions voulues
pour favoriser la sortie de l'injection; le drain est
retiré depuis deux semaines, certaines parties du
trajet fistuleux ont pu se rétrécir; bref, une notable
quantité de la liqueur reste dans le clapier et donne
lieu à de véritables accidents d'intoxication (vomissements, selles diarrhéiques). Ce fait n'a pas besoin de
commentaires, et, mieux que tous les raisonnements,
il nous montre que les accidents ne sauraient être
attribués à la liqueur de Villate elle-même, mais
bien à la manière dont elle a été employée : aussi,
je le répète et je crois pouvoir l'affirmer, en ne s'écartant pas des règles que nous avons tracées, c'est-à-
dire en évitant avec soin la rétention de la liqueur
dans le foyer, on est à l'abri de tous les accidents que
l'on a reprochés à la liqueur de Villate.

Enfin, comme dernière objection, je ne puis laisser
sous silence deux cas de mort à la suite d'injection
de liqueur de Villate, publiés par le docteur C. Heine [1]

<hr>

[1] HEINE. *Virchow's Archiv. für pathologische Anatomie,* 18 novembre 1867, et *Gazette hebdomadaire,* n° du 14 février 1868.

et reproduits par les autres journaux de médecine. Ces deux cas, d'après M. Heine, ajoutés à celui que M. Legouest a signalé à la Société de chirurgie en 1866, portent à trois le nombre des morts attribuées à l'usage de ce médicament. Ces faits seraient de nature à jeter une certaine défaveur sur cette médication, s'ils étaient accompagnés de détails précis, indiquant que l'on n'a omis aucune des règles que j'ai posées pour l'emploi de ces injections. Fort heureusement il n'en est rien, et, ainsi que j'espère le démontrer, les observations publiées par M. Heine ne prouvent pas que la liqueur de Villate soit responsable de ces funestes résultats.

De ces trois faits [1], j'en écarterai deux qui en définitive n'en sont qu'un seul : car celui de M. Legouest, qui n'avait pas été observé par cet éminent chirurgien, n'est autre que celui de M. Hergott (de Strasbourg) dont il avait eu connaissance indirectement lorsqu'il le signala à la Société de chirurgie.

OBSERVATION LVIe. — Dans ce fait observé en 1863, il s'agissait d'un garçon de dix ans environ atteint d'une fistule de la région trochantérienne droite.

---

[1] Lorsque j'ai écrit la note que j'ai lue sur l'observation de M. Heine à la Société de chirurgie dans la séance du 6 mai 1868, je n'avais à ma disposition que le résumé publié par la *Gazette hebdomadaire*. Aujourd'hui j'ai pu me procurer le mémoire de M. Heine en entier, et bien qu'au fond mon opinion n'ait pas changé, certaines de mes appréciations se sont modifiées et on s'expliquera ainsi les divergences qui existent entre ma première critique et celle-ci.

La fistule consécutive à un abcès développé dans cette région avait un trajet étroit et de peu de centimètres de longueur (pourquoi ne pas indiquer le nombre de centimètres ?) ; l'articulation de la hanche ne prenait aucune part à la maladie : les injections de teinture d'iode et d'autres agents thérapeutiques longtemps répétés étaient restés inefficaces.

Le professeur Hergott, malgré la méfiance que lui inspirait la composition du liquide, ordonna une injection de liqueur de Villate. Elle fut pratiquée par son interne. Il ne pénétra qu'une très-petite quantité de liquide : le malade éprouva aussitôt de violentes douleurs, fut atteint bientôt de nausées, de vomissements, et présenta une pâleur intense de la peau.

Il survint une grande faiblesse générale. La face devint livide et dans la soirée du même jour la mort survint manifestement par suite d'un empoisonnement du sang.

L'autopsie confirma ce qu'on savait déjà, et surtout que la fistule avait une très-petite étendue. L'analyse du foie et du sang comme l'examen microscopique de ce dernier, ne fournirent que des résultats négatifs.

Est-ce à cause de ces résultats négatifs que l'on attribue la mort du malade à la liqueur de Villate? Qu'entend-on d'ailleurs par les résultats négatifs de l'autopsie? On ne nous dit rien de l'état des poumons, du cœur et du cerveau. On ne nous dit pas comment l'injection a été pratiquée. N'était-il pas au moins étrange que M. le professeur Hergott, auquel la composition de la liqueur de Villate inspirait tant de méfiance, en confiât l'injection à son interne? Mais si je posais toutes les questions que suggère un fait

présenté de cette façon, que prouverais-je? sinon que
cette observation manque de tous les éléments nécessaires pour avoir.quelque valeur, à moins que le *post
hoc, propter hoc* ne devienne une démonstration
scientifique. Aussi ne m'y arrêterai-je pas plus longtemps et aborderai-je immédiatement le seul fait important, qui est celui observé par M. Heine ; grâce à
l'obligeance de mon excellent ami le professeur
Leudet (de Rouen) qui a bien voulu me traduire le
mémoire de M. Heine, je pourrai citer textuellement
son observation dans tous ses détails, telle qu'il l'a
publiée.

OBSERVATION LVII⁰. — B. J..., fille de douze ans,
d'un développement incomplet, grêle, pâle, cheveux
blonds, avait été atteinte deux ans auparavant d'une
inflammation probablement rhumatismale des deux genoux et des articulations des mains : cette inflammation
rétrocéda. En juillet 1865, sans cause externe, et sans
malaise général antécédent, le pied droit commença à
gonfler, devint très-douloureux ; les téguments du dos du
pied rougirent, et dans le cours de l'automne, un abcès
s'ouvrit dans le voisinage de la cheville externe et donna
écoulement à une assez grande quantité de pus. Les douleurs et le gonflement diminuèrent alors un peu, mais
la suppuration continua à se faire jour par les orifices :
au commencement de février 1866, époque de l'admis-
sion de la malade dans la clinique, le pied présentait une
saillie informe du tarse, avec voussure anormale du dos
du pied : au milieu de cette infiltration considérable des
parties molles, un peu en avant de la malléole externe,
existait une fistule qui sécrétait peu de pus. La sonde

introduite en dedans ne pénétrait qu'à une petite profondeur, s'arrêtait sur un os inégal et poreux.

D'après la situation, il s'agissait d'une carie du calcanéum et du cuboïde. La malade ne pouvait, à cause des douleurs persistantes, ni se tenir debout, ni marcher. Sa constitution était tout à fait scrofuleuse. L'examen ne fit reconnaître aucune altération des organes internes.

A cause de l'étendue peu considérable de la lésion, on se décida à pratiquer la résection des parties d'os malades, et cette opération fut pratiquée le 6 février par le professeur Weber. On pratiqua une incision convexe en bas, qui commençait derrière la malléole externe, traversait l'orifice fistuleux et se terminait sur le cuboïde. On mit ainsi à nu le calcanéum et le cuboïde.

Le périoste fut aussi bien que possible séparé des os et avec la cuiller à résection qu'on manœuvra facilement dans la substance des os hypérémiée et spongieuse, le foyer de la maladie fut nettoyé de fragments d'os plus ou moins gros, de telle manière que toute la partie antérieure de l'articulation du calcanéum qui s'articule avec le cuboïde, la plus grande partie de ce dernier jusqu'à son articulation antérieure qu'on respecta, fut enlevée, jusqu'à la tête du calcanéum.

Il en résulta une cavité, bornée de toutes parts par des surfaces osseuses, spongieuses, saignantes, du reste saines. Les fragments d'os enlevés renfermaient de nombreux foyers tuberculeux parvenus à la métamorphose caséeuse. De la charpie introduite dans la plaie arrêta l'écoulement de sang, les angles de la plaie furent réunis par quelques points de suture, le pied entouré par un spica qui remonta plus haut que la moitié de la cuisse. Deux hémorrhagies consécutives furent arrêtées par des irrigations d'eau glacée et le tamponnement.

La réaction inflammatoire et la fièvre traumatique fut assez considérable pendant les premiers jours qui suivirent l'opération ; alors une suppuration régulière nettoya la plaie ; le pus présenta quelque temps une coloration d'un bleu verdâtre, la plaie se rétrécit jusqu'à un certain degré ; ensuite la cicatrisation fit peu de progrès, les granulations se recouvrirent d'une substance croupeuse et épaisse ; de petits ulcères également croupeux se développèrent dans le voisinage de la plaie : des pansements avec une solution de chlorure de chaux améliorèrent un peu l'aspect des granulations ; cependant, elles restèrent toujours œdématiées ; cet état persista pendant trois semaines. Pendant ce temps la plaie qui s'était changée en un orifice fistuleux, entourée de granulations superficielles, recouvertes de nouveau d'une couche croupeuse, n'avait aucune tendance à la cicatrisation. Elle conduisait à une place profonde un peu plus large. Dans ces circonstances, on se décida à essayer des injections de liqueur de Villate. L'assistant fit la première injection : *introduisit, il paraît, sous une pression assez forte*, environ la valeur d'une moitié de seringue à injections ordinaire. La malade accusa instantanément de violentes douleurs et pendant l'injection, il se manifesta un écoulement de sang assez considérable, provenant des granulations et résultant probablement d'une lésion mécanique. Je vis la jeune fille quelques minutes plus tard, la face avait la pâleur du cadavre, plombée, le corps tremblait, elle se plaignait d'un sentiment de froid intense. Ses dents claquaient ; tout le sang paraissait s'être retiré des artères, les extrémités étaient fraîches, le pouls petit et très-accéléré. La plaie avait un aspect d'un brun foncé, sale. J'ordonnai aussitôt de grandes quantités de vin rouge ; plus tard le vin de Champagne, l'enroulement des extrémités dans un linge chaud n'eurent aucun résultat. La température qui, le matin avant l'injection, était de 38° centig., s'éleva vers midi à 38°, 06, ensuite survint un abaissement graduellement progressif, et vers huit heures du soir elle était descendue à 34°, 02. Le pouls de la radiale très-faible, à peine filiforme, était au même moment à 140 pulsations. Un frisson de plusieurs heures avait été suivi, l'après-midi, d'un peu de chaleur et le soir de sueurs. Les violentes douleurs dans la plaie persistèrent sans interruption, jusqu'à ce qu'il se manifestât un état somnolent : il survint alors quelques évacuations diarrhéiques. La vie s'éteignit peu à peu et la mort survint à minuit un quart.

L'autopsie qui fut pratiquée onze heures après la mort par le professeur J. Arnold présenta les lésions suivantes dont je résume la partie intéressante ici. Le sang peu coagulé était d'une couleur cerise foncé, par places, couleur de laque. Les deux ventricules, comme les grosses veines et artères contenaient des quantités modérées de ce sang foncé liquide avec peu de caillots récents; entre les feuillets du péricarde, un peu opaques, existaient des adhérences assez récentes et faciles à déchirer : dans des points isolés, dépôt de prolifération de tissu cellulaire parsemés de petites hémorrhagies ; les poumons qui contenaient de l'air dans toute leur étendue étaient parfaitement œdématiés et hyperémiés dans leur lobe inférieur.

Les bronches jusque dans leurs plus petites divisions étaient remplies d'un dépôt muqueux abondant ; leur membrane muqueuse gonflée, rouge et opaque, présentait de petits dépôts de pus du volume d'une tête d'épingle disséminés dans son épaisseur. Les ganglions bronchiques, augmentés considérablement de volume, présen-

taient par places des pigments, dans d'autres de la substance caséeuse mêlée çà et là de dépôts calcaires. La rate
et les reins offraient la dégénérescence amylacée ; le foie
hyperémié était graisseux et brillant à la coupe ; la muqueuse de l'intestin grêle et gros assez gonflée, hyperémiée et opaque ; les follicules, surtout dans le gros intestin, notablement développés, dégénérés par places ; la
substance du cerveau, humide, riche en sang. Dans les
autres organes, rien à noter, si ce n'est une hyperplasie
considérable des ganglions mésentériques, comme des
ganglions lymphatiques de l'aine et du voisinage de la
veine porte. La préparation de la plaie du pied fit reconnaître que les os du tarse réséqués, très-hyperémiés,
étaient recouverts d'une couche de granulations vasculai-
res, d'une à deux lignes d'épaisseur. L'astragale un peu
plus inégale, à la partie externe de sa tête, du reste saine.
L'articulation tibio-tarsienne complétement intacte, de
même que celle entre le fragment de l'os cuboïde qui restait encore recouvert de son cartilage et les quatrième et
cinquième os du métatarse. — A la moitié postérieure du
calcanéum, il n'y avait pas de dépôts tuberculeux, la
substance spongieuse était hyperémiée et la corticale très-
mince.

J'ajoute, à ce qui vient d'être indiqué, qu'une prépa-
tion microscopique du sang liquide du ventricule droit
examinée à un grossissement de 350 diamètres, permit
de reconnaître un cristal assez gros, d'un bleu clair rhomboédrique (de sulfate de cuivre). C'était là la preuve la
plus évidente qu'une partie de la solution avait pénétré
dans la circulation, ce qui du reste ressort d'une manière
indubitable des signes objectifs sur lesquels je reviendrai
plus loin ; si tant est qu'il soit nécessaire de rechercher

une preuve de cette relation de cause à effet en présence
de la suite immédiate de la cause et de l'effet dans les
symptômes qui précédèrent immédiatement la mort.

M. Heine n'hésite pas à rapporter la mort dans ce
cas à une intoxication par l'entrée de la liqueur de
Villate dans les vaisseaux. Nous partageons son
opinion. Il est évident qu'une veine a été ouverte, et
que l'injection de liqueur de Villate pure a pénétré
dans le torrent de la circulation. Le cristal de sulfate
de cuivre trouvé sur le champ du microscope dans
une préparation de sang fluide contenu dans le ventricule droit, et les autres détails de l'observation,
paraissent ne laisser aucun doute à cet égard. Mais,
je le demande, de bonne foi, peut-on attribuer dans
ce cas particulier la mort de la malade à l'action
toxique de la liqueur de Villate? Que l'on eût injecté
dans la veine de la teinture d'iode ou une solution
de nitrate d'argent ou tout autre liquide irritant, on
eût obtenu le même résultat, et personne n'en eût
été surpris. Eh bien! la liqueur de Villate, comme
l'iode, comme le nitrate d'argent, doit être injectée
dans les trajets fistuleux et non dans les veines, et
alors elle n'est pas toxique. Ce n'est donc pas elle
qu'il faut rendre responsable de la mort de la malade,
mais bien la manière dont on l'a employée : et ici
qu'il me soit permis de dire à ce propos que la plupart des règles que nous avons tracées pour l'emploi
de ce médicament n'ont point été observées.

Avait-on, ainsi que nous l'avons recommandé,

dilaté les trajets fistuleux pour prévenir la rétention
de la liqueur de Villate? Avait-on essayé préalablement des injections de teinture d'iode ou de vin aromatique pour s'assurer de quelle manière elles se
comportaient et pour se rendre compte de la quantité
de liquide qui pouvait rester dans les clapiers. Or ici
cette précaution était bien nécessaire ; car il est dit
que la plaie s'était changée en un orifice fistuleux qui
conduisait à une plaie profonde un peu plus large.
Cela se conçoit, puisque le cuboïde et une partie de
la tête du calcanéum avaient été enlevés. Enfin a-t-on
commencé par tâter la susceptibilité de la malade en
faisant une injection de cette liqueur étendue d'eau ?
Rien de tout cela n'a été fait, et cependant l'indication était formelle, car on avait affaire à une malade
dont l'état général était bien grave, si l'on en juge
par les lésions trouvées à l'autopsie dans les poumons
et les intestins, lésions qui paraissent être celles d'une
phthisie aiguë arrivée à sa dernière période [1].

Si j'insiste sur ces questions de détail, c'est plutôt
pour montrer le peu de valeur de cette observation
que pour expliquer la mort qui l'est suffisamment par
l'injection de la liqueur dans une veine.

Maintenant M. Heine donne bien dans le cours de
son mémoire, la composition de la liqueur dont il s'est

---

[1] (Foie gras, ulcérations intestinales, ganglions bronchiques tuberculeux, petits dépôts de pus dans l'épaisseur de la
muqueuse bronchique) car je n'imagine pas que l'on attribue
ces altérations à la liqueur de Villate.

servi et je dois dire que c'est exactement la formule de Villate que j'ai toujours employée. Cependant il y a dans son observation certaines particularités inexplicables. Ainsi M. Heine a trouvé au microscope dans une préparation de sang fluide pris dans le ventricule droit, un cristal rhomboédrique de sulfate de cuivre, Je ne le conteste pas. Cependant ne perdons pas de vue que la liqueur de Villate contient 0,065 millig. de sulfate de cuivre par gramme en supposant que l'acétate de plomb soit sans action sur ce sel. Mais l'acétate de plomb décomposant un moins un tiers du sel de cuivre, il en résulte qu'un gramme de liqueur de Villate contient au plus 0,04 centig. de sulfate de cuivre. Or, en supposant dans le fait de M. Heine que l'on ait injecté dans les veines cinq grammes de liqueur de Villate, ce qui est le poids du liquide contenu dans la moitié de la seringue à injection ordinaire, il n'aurait pénétré dans le système circulatoire que 0,20 centig. de sulfate de cuivre dissous. Or, peut-on admettre que ces 0,20 centig. de sel de cuivre dissous et mêlés à la masse totale du sang de la malade pendant douze heures, saturent ce liquide, à un point tel qu'il dépose un cristal microscopique, il est vrai, mais enfin reconnaissable. D'ailleurs, dans de pareilles conditions de saturation, ce cristal n'aurait pas dû être solitaire, et l'on s'étonne que M. Heine se soit contenté de l'avoir trouvé et n'en ait pas recherché dans d'autres préparations et dans ses expériences sur les animaux. Mais supposons que sa seringue à injection ordinaire soit plus grande que nos petites seringues en verre dont nous nous servons journellement pour les injections uréthrales, qu'elle représente le double de capacité et qu'au lieu de cinq grammes on ait injecté dix grammes de liqueur de Villate. Notre raisonnement reste le même : au lieu de 0,20 centig. de sulfate de cuivre, il y en aurait eu 0,40, et la saturation de la masse du sang par cette dose nous paraît tout aussi impossible que dans le premier cas. Aussi nous trouvons-nous forcé de conclure : ou que M. Heine a injecté une liqueur de Villate autrement saturée de sulfate de cuivre que la nôtre, où qu'il a pris pour un cristal de ce sel ce qui n'en était pas.

Nous avons, comme M. Heine, cherché à nous rendre compte du degré de danger que pouvait présenter la liqueur de Villate, lorsqu'elle pénétrait dans l'économie, soit par absorption à la suite d'une injection sous-cutanée, soit brusquement dans le système circulatoire à la suite d'une injection dans une veine ; et prenant pour base l'observation de Heine, nous avons pensé que si le liquide contenu dans la moitié d'une seringue à injection ordinaire, dont le poids est de cinq grammes, avait pu déterminer la mort chez un enfant de douze ans, dont nous estimerons le poids approximativement à 25 kilog., dix à douze gouttes ou 0,50 centig. devraient empoisonner un lapin pesant 2 kilog. et demi.

PREMIÈRE SÉRIE D'EXPÉRIENCES

AYANT POUR BUT DE DÉMONTRER
LES EFFETS DE LA LIQUEUR DE VILLATE,
INJECTÉE SOUS LA PEAU
ET PÉNÉTRANT DANS L'ÉCONOMIE PAR ABSORPTION

Expérience Ire. — Le 11 avril [1] nous avons prix deux lapins pesant chacun cinq livres, et nous avons injecté sous la peau du dos de ces deux animaux, avec la seringue de Pravaz, 10 gouttes de liqueur de Villate pure. Chez l'un nous avons injecté la liqueur verte faite avec le vinaigre, chez l'autre la liqueur bleue faite avec l'acide acétique. Ce dernier a paru plus incommodé que le premier.

Pendant deux heures ces animaux n'ont pas mangé; l'extrémité du nez se contractait, les flancs battaient avec précipitation; puis, peu à peu, ces accidents se sont calmés, et, le lendemain, ils paraissaient très-bien portants.

Expérience IIe. — Sur un des deux lapins qui ont servi aux expériences précédentes, le 17 avril, j'injecte sous la peau du dos 20 gouttes de liqueur verte. Mêmes phénomènes que précédemment; les jours suivants, il est bien portant.

Expérience IIIe. — Le 20 avril, sur chacun de mes deux mêmes lapins, j'injecte sous la peau 40 gouttes de

---

[1] M. Corbière a eu l'obligeance de me prêter son concours pour faire ces expériences.

liqueur de Villate. Pour cela, je pratique une piqûre sur chaque flanc par laquelle j'injecte 20 gouttes. A l'un de ces animaux j'injecte de la liqueur bleue, à l'autre de la liqueur verte. Ils ne sont pas plus incommodés que dans les expériences précédentes. Au bout de deux heures ils mangent la nourriture qu'on leur apporte, et, le lendemain et les jours suivants, ils paraissent bien portants.

Expérience IV. — Le 15 mai, les deux lapins qui ont servi aux expériences précédentes étaient bien remis, leur poil était luisant ; seulement chacun d'eux portait deux plaies cicatrisées dépourvues de poil, qui étaient la conséquence d'une eschare produite au niveau des deux dernières injections. Sur un de ces lapins, nous avons injecté sous la peau, en deux points différents, 60 gouttes de liqueur verte ; mêmes phénomènes que précédemment. Au bout d'une heure, il commence à manger du persil, et le lendemain il paraît ne plus souffrir.

Expérience V. — Sur l'autre lapin j'injecte sous la peau en deux points différents quatre-vingt-cinq gouttes de liqueur verte. Mêmes phénomènes que dans l'expérience IV ; — il mange au bout d'une heure — le soir il paraît souffrant. Le lendemain matin, il ne mange pas, battements des flancs très-précipités ; — l'après-midi il est couché sur le côté — il est très-abattu. Le soir, il meurt à six heures.

Autopsie au bout de vingt-quatre heures par une température élevée. Une des piqûres a été faite sur le dos en arrière de l'épaule gauche.

On remarque à son niveau dans le tissu cellulaire sous-

cutané une injection marquée avec ecchymose au centre
ayant environ deux centimètres de diamètre. Il n'y a pas
d'autres traces de la ponction. Les parties voisines sont
exemptes d'inflammation et de gangrène ; sur la paroi
latérale droite du ventre, où nous avons pratiqué la seconde piqûre, mêmes lésions ; et, malgré le peu d'épaisseur
des plans musculaires qui sont interposés entre le péritoine et le point où l'injection a pénétré, il n'y a aucune
trace d'inflammation de cette séreuse. Sur le dos nous
avons trouvé une destruction de la peau de quinze millimètres de diamètre au niveau d'une des injections précédentes. Sur un des flancs où existait aussi une cicatrice
correspondant à une des piqûres antérieures, nous avons
trouvé dans le tissu cellulaire sous-cutané une tache
blanche de deux centimètres de diamètre formée par le
précipité de sulfate de plomb parfaitement reconnaissable.
Rien de particulier du côté des viscères abdominaux. Le
foie nous a paru normal. Un des poumons était engorgé ;
c'était probablement celui qui répondait au côté sur lequel
l'animal s'était couché pendant les derniers temps de la
vie. Mais l'autre était parfaitement souple, crépitant et
emphysémateux. Aucune trace de tubercules, ni d'abcès.
Le ventricule gauche était contracté — le droit était distendu par un caillot noirâtre, consistant. Le sang provenant des gros vaisseaux que nous avons recueilli était
fluide, il ne présentait pas de coloration carminée ; il était
plutôt noir, comme est habituellement le sang veineux.
Au microscope nous avons trouvé les globules sanguins
normaux arrondis et nullement ratatinés, comme l'a
observé M. Heine. — Du reste pas de traces de cristal
rhomboédrique.

DEUXIÈME SÉRIE D'EXPÉRIENCES

AYANT POUR BUT
DE DÉMONTRER LES EFFETS DE LA LIQUEUR DE VILLATE
INJECTÉE DIRECTEMENT DANS LES VEINES

Expérience VI. — Le 14 avril, sur deux lapins qui m'ont déjà servi à d'autres expériences, je mets à nu la veine crurale et j'injecte doucement, avec la seringue de Pravas, dans cette veine vingt gouttes de liqueur verte à l'un et dix gouttes de liqueur bleue à l'autre.

Après l'opération, ils paraissent éprouver quelques instants d'anxiété ; — battements précipités des flancs, particulièrement chez celui qui avait été injecté avec la liqueur bleue. Deux heures après, ils mangent et ne paraissent plus incommodés.

Expérience VII. — Le 17 avril à deux heures de l'après-midi, sur un chien d'assez forte taille pesant quinze livres, nous mettons à nu la veine crurale droite et nous injectons avec les plus grandes précautions, sans qu'une seule bulle d'air pénètre dans la veine, un gramme de liqueur de Villate verte. La plaie est réunie par une suture, l'animal est inquiet, souffrant. Ses flancs battent avec violence. La respiration est profonde.

Cet état dure une heure environ, puis peu à peu ce chien se remet et le soir, à sept heures, il mange de la viande et la nuit il mange une soupe au lait que l'on a placée auprès de lui. Le lendemain et les jours suivants il paraît ne pas se ressentir de cette injection. Sa santé ne laisse rien à désirer.

Expérience VIII. — Le 5 août, sur un chien de forte taille pesant environ dix kilogrammes, je mets à nu la veine fémorale et j'injecte un centimètre cube de liqueur de Villate verte. La veine est liée afin que le sang ne s'écoule pas et la plaie est fermée par plusieurs points de suture.

Au moment de l'injection, la respiration s'est accélérée pendant quelques moments, puis tout est rentré dans l'ordre. Deux heures après l'animal boit du lait qu'on lui présente. Le soir il mange; mais il est triste et abattu, il reste couché à la même place. Il est dans le même état pendant toute la journée du lendemain, néanmoins il boit et mange; pas de diarrhée; le surlendemain au matin il est guéri, sa santé ne laisse plus rien à désirer. Il se lève quand on l'appelle, remue la queue, l'œil est vif. — Les jours suivants, santé parfaite.

Expérience IX. — Le 20 avril, sur le chien qui a servi à faire l'expérience VII, nous mettons à nu la veine humérale et nous y injectons six grammes de liqueur de Villate verte.

Immédiatement la respiration devient profonde, précipitée. Il y a du hoquet, deux vomissements, émission des urines, puis des matières fécales, et il meurt sans convulsions tétaniques un quart d'heure après l'injection.

Le lendemain matin nous pratiquons l'autopsie. Roideur cadavérique prononcée, les poumons ne sont point œdématiés. A la coupe il ne s'écoule pas de liquide séro-sanguinolent. Ils sont souples, crépitants et manifestement emphysémateux dans toute leur étendue. A peine présentent-ils quelques traces de congestion à leur partie inférieure.

Le cœur et les gros vaisseaux renferment un sang noir

non coagulé ayant la consistance d'un sirop épais, mais ne présentant nullement la coloration de laque carminée signalée par M. Heine; le ventricule droit est médiocrement distendu par ce sang ; quant au gauche, il est contracté et n'en contient qu'une très-petite quantité.

En résumé deux séries d'expériences ont été faites : dans la première, nous avons cherché à déterminer les effets de la liqueur de Villate injectée sous la peau dans le tissu cellulaire et par conséquent pénétrant par absorption dans le système circulatoire. Or, nous avons vu que dans ces conditions elle ne détermine aucun accident notable, chez les lapins, à des doses même fort élevées eu égard au volume de l'animal. Ainsi ils ont pu supporter jusqu'à 60 gouttes ou trois grammes de cette liqueur sans être incommodés, alors que déjà ils avaient servi les jours précédents à des expériences du même genre qui auraient dû affaiblir leur résistance vitale, si la liqueur de Villate était aussi toxique que le feraient supposer les expériences de M. Heine ; et remarquons bien qu'il ne s'est point écoulé au dehors une seule goutte de liqueur et que par conséquent les trois grammes ont été absorbés. Dans deux cas la collection de liqueur de Villate a amené la mortification ultérieure de la peau, accident purement local qui n'a eu aucune conséquence; pour déterminer la mort d'un lapin il a fallu une dose de 85 gouttes ou plus de quatre grammes, dose énorme eu égard à son volume.

Dans la seconde série d'expériences, la liqueur de Villate a été injectée directement dans les veines et nous avons vu que chez les lapins et les chiens à la dose de 0,50 centig. à un gram., elle n'a point amené de troubles durables dans la santé de ces animaux. Il est vrai qu'une dose de six grammes a déterminé la mort du chien (expér. IX), mais quel est le médicament même le plus innocent qui injecté dans une veine humérale à cette dose ne déterminerait pas la mort? Notons en passant que dans les autopsies que nous avons pratiquées, il ne nous a pas été donné de retrouver les lésions que M. Heine a décrites dans ses expériences et qu'il donne comme pathognomoniques de l'empoisonnement par la liqueur de Villate; savoir, l'œdème des poumons, la couleur rouge carminée du sang, le ratatinement des globules du sang et les cristaux rhomboédriques de sulfate de cuivre. Nous avons au contraire trouvé le sang noir, les poumons emphysémateux et les globules du sang parfaitement normaux.

Quoi qu'il en soit, nos expériences démontrent l'extrême tolérance avec laquelle l'économie paraît supporter la liqueur de Villate et nous permettent de conclure que, contrairement aux expériences et aux assertions de M. Heine, cette liqueur peut, à petite dose, chez les animaux, pénétrer dans le système circulatoire, sans amener d'accidents toxiques, soit qu'à la suite d'une injection sous-cutanée elle soit absorbée lentement, soit qu'on l'injecte directement dans les veines; pour déterminer la mort, il faut des doses relativement fort élevées et telles qu'on ne les emploie pas dans la pratique chirurgicale, car ne perdons pas de vue que la liqueur de Villate ne doit que traverser les trajets fistuleux et ne jamais y séjourner.

Devrons-nous pour cela devenir téméraires et nous relâcher un peu des préceptes de prudence sur lesquels nous avons tant insisté dans le cours de ce travail? En aucune façon. Nous ne voulons tirer de nos expériences que les conséquences qu'il est légitime d'en déduire, c'est-à-dire que la liqueur de Villate n'est pas plus toxique, n'est pas plus dangereuse à manier que la plupart des autres agents thérapeutiques que nous employons journellement en injections, tels que la solution concentrée de potasse caustique, de nitrate d'argent, de teinture d'iode, etc., médicaments dont l'application exige une certaine habitude et qui surtout ne doivent jamais être injectés dans les veines. M. Heine, sous l'impression du malheur dont il avait été témoin, se demande s'il n'y a pas lieu de remplacer dans la liqueur de Villate, par de l'eau distillée, le vinaigre qui est, selon lui, la cause de tous les accidents, *omnium lerna malorum*, et il affirme s'être servi de cette liqueur modifiée avec grand avantage. Pour vérifier cette assertion, en même temps que je faisais l'expérience V^e, c'est-à-dire que j'injectais sous la peau d'un lapin 85 gouttes de liqueur de Villate pure, je faisais l'expérience suivante :

Expérience X. — Sur un lapin bien portant de même volume que celui qui sert à l'expérience V^e, j'injecte sous la peau des flancs, sur trois points différents, un total de 85 gouttes d'une solution de liqueur de Villate dans laquelle le vinaigre a été remplacé par de l'eau distillée,

toutes les autres substances restant dans les mêmes pro.
portions.

L'animal a été très-abattu et très-souffrant pendant
deux jours, puis il s'est remis à manger et sa santé
n'en a pas été autrement altérée. Tandis que le lapin
sur lequel on a injecté 85 gouttes de liqueur de Villate
pure a succombé au bout de trente-six heures. (Expérience Ve.)

Il résulte évidemment de cette expérience, que la
liqueur de Villate pure, c'est-à-dire celle qui est
composée avec le vinaigre, est plus toxique que celle
qui est composée avec de l'eau distillée ; mais ne perdons pas de vue qu'il s'agit ici de lapins, c'est-à-dire
d'animaux pour lesquéls le vinaigre est un véritable
poison, et encore pour obtenir un empoisonnement
faut-il arriver à des doses fort élevées vu la grosseur
de l'animal, plus de 4 grammes, qui sont entièrement
retenus dans le milieu des tissus. Or, dans la pratique chirurgicale on ne doit jamais se trouver dans
de semblables conditions, et d'ailleurs quels sont les
avantages de la liqueur modifiée ? Au dire de
M. Heine lui-même, la réaction inflammatoire est
aussi vive, et dans des cas appropriés les succès aussi
marqués qu'avec la liqueur de Villate contenant le
vinaigre. Une semblable affirmation méritait bien
quelques observations à l'appui. Or M. Heine n'en
cite qu'une seule dans laquelle il n'y a pas eu de guérison, d'où je conclus que jusqu'à nouvel ordre, il
sera sage, lorsqu'on voudra obtenir un effet déterminé,
d'avoir recours à la liqueur de Villate, telle que nous

en avons donné la formule, et qui nous a donné d'ailleurs d'assez beaux résultats pour avoir acquis son
croit de cité dans la thérapeutique chirurgicale.

En résumé, nous croyons avoir établi que la mort
dans le fait de M. Heine est due à l'injection de la
liqueur de Villate dans les veines de sa malade ; que
jusqu'à présent aucun fait ne prouve que la liqueur
de Villate, employée d'après les règles que nous avons
indiquées, ait déterminé la mort.

Enfin nos expériences démontrent de la manière
la plus manifeste que la liqueur de Villate n'est
toxique qu'à une dose relativement élevée, et qu'elle
ne l'est pas plus qu'un grand nombre de médicaments
analogues journellement employés.

Si un cas malheureux se présentait, nous ne
sommes pas de ceux qui cherchent à étouffer la vé-
rité, nous demandons qu'il soit publié dans tous ses
détails, afin que chacun puisse juger si la faute en est
au médicament ou à la manière dont il a été employé ;
et si j'insiste sur ce point, c'est que dans le cours de
ce travail nous avons cité des faits dans lesquels nous
aurions dû perdre nos malades ou tout au moins
avoir des accidents graves, si la liqueur de Villate était
aussi toxique que l'on a bien voulu le dire. C'est qu'il
est vraiment étonnant que cette injection ait été employée pendant des années dans le service de Velpeau
pour le traitement des fistules rebelles succédant
aux abcès du sein, et qu'elle soit journellement mise
en usage par M. Nélaton, dans les affections les plus
diverses, sans que ces habiles chirurgiens aient eu au-

cun accident à déplorer. Aussi suis-je heureux de pouvoir m'appuyer sur l'exemple et l'autorité de ces illustres maîtres pour mettre en garde sur les cas de morts publiés jusqu'à ce jour ; et ne saurai-je mieux faire en terminant, que de citer la lettre que M. Nélaton m'écrivit à propos du mémoire de M. Heine ; elle donne la mesure de sa pensée tout entière :

« Mon cher ami,

» Je viens de lire l'observation publiée sur un cas de mort par la liqueur de Villate. Je vous avoue que grande a été ma surprise, n'ayant jamais observé d'accident sérieux dans les nombreuses circonstances où j'ai employé ce médicament.

» Grâce à vos travaux, la liqueur de Villate est entrée définitivement dans le domaine de la thérapeutique, et pour mon compte, j'y ai eu recours souvent et avec un succès qui ne s'est pas démenti. Cependant, en présence d'un fait qui a été publié, et qui peut-être demande à être discuté, je vous engage à poursuivre vos travaux sur ce sujet intéressant, et à les éclairer par de nouvelles recherches. »

Voilà pour nous une déclaration précieuse. Nous avons fait tous nos efforts pour accomplir la tâche qui nous était tracée par notre excellent maître, et arrivé au terme de ce travail nous nous estimerons heureux, si nous avons réussi à démontrer l'utilité de la liqueur de Villate, et à prouver son innocuité lorsqu'on l'emploie suivant les règles que nous avons indiquées.

FIN

TABLE DES MATIÈRES

FIN DE LA TABLE DES MATIÈRES.

J.-B. BAILLIÈRE ET FILS,
LIBRAIRES DE L'ACADÉMIE IMPÉRIALE DE MÉDECINE,
Rue Hautefeuille, 19, Paris.

Octobre 1868.

LE CHOLÉRA

ÉTIOLOGIE ET PROPHYLAXIE

ORIGINE, ENDÉMICITÉ, TRANSMISSIBILITÉ, PROPAGATION, MESURES D'HYGIÈNE,
MESURES DE QUARANTAINE ET MESURES SPÉCIALES

A prendre en Orient pour prévenir de nouvelles invasions du choléra en Europe

EXPOSÉ DES TRAVAUX DE LA CONFÉRENCE SANITAIRE INTERNATIONALE DE CONSTANTINOPLE

MIS EN ORDRE ET PRÉCÉDÉ D'UNE INTRODUCTION

Par A. FAUVEL

Délégué du gouvernement français à la Conférence,
Médecin ordinaire de l'Empereur,
Médecin de l'Hôtel-Dieu, Inspecteur général des services sanitaires, etc., etc.

Paris, 1868, 1 vol. in-8 de x-674 pages, avec une carte coloriée indiquant
la marche du choléra en 1865. — Prix : 12 fr.

ACLAND (H. W). Memoir on the cholera at Oxford in the year 1854, with considerations suggested by the epidemy. London 1856, in-4, avec cartes. 8 fr.

AGUILHON (J. J. Hip.). Considérations sur la nature du choléra observé en 1849 dans l'arrondissement de Riom (Puy-de-Dôme). Paris, 1850, in-8, 62 pages. 1 fr. 50

BARD (Alphonse). Idées générales sur le choléra-morbus, son traitement préservatif et curatif. Paris, 1832, in-8, 59 pages. 1 fr. 50

BENECH (Louis-Victor). Du choléra-morbus, de ses causes, de sa nature, de ses moyens préservatifs et de son traitement. Paris, in-8, 16 pages. 50 c

BOISSEAU (F.-G.). Traité du choléra-morbus, considéré sous le rapport médical et administratif, ou Recherches sur les symptômes, la nature et le traitement de cette maladie, et sur les moyens de l'éviter, suivi des Instructions sur la police sanitaire, publiées par ordre du gouvernement. Paris, 1832, in-8. 6 fr.

BOULAY DE LA MEURTHE. Histoire du choléra-morbus dans le quartier du Luxembourg. Paris, 1832, in-8, 128 pages, orné de 2 planches. 2 fr.

BOURDON (Isidore). Preuves de la non contagion du choléra. Paris, 1849, in-8, 12 pages. 50 c.

BRIERRE DE BOISMONT. Relation historique et médicale du choléra-morbus de Pologne, comprenant l'apparition de la maladie, sa marche, ses progrès, ses symptômes, son mode de traitement et les moyens préservatifs. Paris, 1832, in-8, 268 pag., avec une carte, 4 fr.

BRIQUET (P.). Rapport sur les épidémies de choléra qui ont régné de 1817 à 1850. Paris, 1867, in-4, 272 pages. 10 fr.

BROCHARD. Du mode de propagation du choléra et de la nature contagieuse de cette maladie; Relation médicale de l'épidémie de choléra qui a régné pendant l'année 1849 à Nogent-le-Rotrou (Eure-et-Loir). Paris, 1851, in-8. 4 fr.

BURGUIÈRES (E.). Études sur le choléra-morbus observé à Smyrne, sa marche, ses causes et son traitement. Paris, 1849, in-8, 92 pages. *Au lieu de 1 fr. 50.* 50 c.

CHAMBERET et **TRACHEZ**. Rapport au maréchal duc de Dalmatie sur le choléra-morbus de Pologne, renseignements sur cette maladie. Paris, 1832, in-8, 180 pages. *Au lieu de 3 fr.* 50 c.

CHARGÉ. L'Homœopathie et ses détracteurs à l'occasion de l'épidémie de choléra qui a régné à Marseille en 1849. Paris, 1855, in-8. 3 fr.

CHAUDÉ. Lettre sur le choléra-morbus. Paris, 9 juillet 1832, in-8, 15 pages. 25 c.

CRIMOTEL DE TILLOY. Instructions sur le traitement préventif et curatif du choléra mises à la portée de tout le monde. Paris, 1849, in-8, 8 pages. 25 c.

D'AGAR DE BUS (d'Issoudun). Théorie des causes physiques qui produisent le choléra-morbus en Asie et en Amérique, nouvelle édition. Chateauroux, 1852, in-4, 44 p. 2 fr.

DAVASSE. Thérapeutique expérimentale. Études sur les effets et les indications de la strychnine et de la noix vomique dans le traitement du choléra. Paris, 1854, in-8, 63 pages. 1 fr. 25

DELEAU jeune. Du danger des opinions exclusives dans le traitement du choléra-morbus, pour servir de guide pratique aux médecins qui ont peu observé la maladie. Paris, 1832, in-8, 36 pages. 2 fr.

DELLE CHIAJE. Sul tricocefalo disparo ausiliario del cholera asiatico osservato in Napoli. Naples, 1856. in-8, 29 pages. 1 fr.

DESPORTES (E.). Exposition succincte de faits divers et d'idées critiques concernant la propagation du choléra de l'Inde. Paris, 1851, in-8, 32 pages. 1 fr.

DUBOIS (d'Amiens). Examen des conclusions du rapport de M. Double sur le choléra-morbus. Paris, 1831, in-8, 40 pages. *Au lieu de* 1 fr. 50. 25 c.

DUPUYTREN. Lettre et leçon sur le siége, la nature et le traitement du choléra-morbus, recueillies et publiées par MM. A. Paillard et Marc. Paris, 183 ?, in-8, 32 pages. 1 fr.

FOVILLE et **PARCHAPPE.** De la nature, du siége et du traitement du choléra-morbus. Paris, 1832, in-8, 64 pages et 3 planches. 2 fr.

FRENCH (J.-G.). The nature of cholera investigated with a supplemental chapter on treat. ment addressed to junior practitioners, second edition. London, 1854, 1 vol. in-8, cart. 6 fr.

GARNIER (L.-N.). Petit traité pratique du choléra-morbus asiatique ou résumé de l'expérience dans les épidémies de 1832 et 1854. Vitry, 1861, in-18, 49 pages. 1 fr.

GAUTHIER (L.-P.-Aug.). Rapport sur le choléra-morbus fait à la Société de médecine de Lyon au nom d'une commission. Lyon, 1831, gr. in-8, 135 pages. 1 fr. 50

GIRARD DE CAUDEMBERG. Choléra, moyen d'en arrêter la propagation et d'en préserver les cités et les individus, sans apporter aucune entrave aux relations internationales. Paris, 1848, in-8, 30 pages. 50 c.

GORLIER (J.). Du choléra-morbus épidémique. Traitement véritablement préventif. Paris, 1856. in-8, 136 pages. 3 fr.

GREMILLY. De la frayeur cholérique ou caractère physiologique du choléra et traitement positif de cette maladie. Paris, 1832, in-8, 32 pages. 1 fr.

GRIESINGER (W.). Traité des maladies infectieuses. Maladies des marais, fièvre jaune, maladies typhoïdes (fièvre pétichiale ou typhus des armées, fièvre reccurrente ou à rechutes, typhoïdes bilieuses, peste), choléra, par W. Griesinger, professeur à la Faculté de médecine de l'Université de Berlin. Traduit sur la deuxième édition allemande et annoté par M. le docteur G. Lemattre, ancien interne des hôpitaux de Paris. Paris, 1868, 1 vol. in-8, VIII-556 pages. 8 fr.

GUEYRARD. Traitement homœopathique du choléra-morbus, d'après plusieurs médecins du Nord. Lyon, 1832, in-8. 60 c.

HOFFMANN (Ach.). Guérison certaine des premiers symptômes du choléra, quels qu'ils soient. In-8, 4 pages. 25 c.

HONIGBERGER (J.-M.). Le choléra, traitement et guérison, avec notes et figures explicatives. Paris, 1859, in-8, 56 pages. 2 fr.

HUETTE (Ch.). Recherches sur l'importation, la transmission et la propagation du choléra en province par les nouzrissons de Paris. Montargis, 1867, in-8, 22 pages et une carte. 2 fr. 50

INSTRUCTION populaire sur les principaux moyens à employer pour se garantir du choléra-morbus et sur la conduite à tenir lorsque cette maladie se déclare. Paris, 1832, in-8, 16 pages. 50 c.

INSTRUCTION pour les corps de troupes et les hôpitaux militaires en prévision d'une épidémie de choléra. Paris, 1853, in-8, 12 pages. 50 c.

INSTRUCTIONS sanitaires sur les moyens préservatifs du choléra-morbus, rédigées par les membres du Conseil de salubrité, le Comité consultatif d'hygiène publique, l'Académie impériale de médecine, précédées d'une notice sur l'assainissement de Paris. Paris, 1849, in-8 de 32 pages. 50 c.

JAHR. Du traitement homœopathique du choléra, avec l'indication des moyens de s'en préserver, pouvant servir de conseil aux familles en l'absence du médecin. Paris, 1848, in-12. VIII, 100 pages. 1 fr. 50

Table des matières. — Du choléra en général; de la nature pathologique et des causes du choléra; du régime et des moyens préservatifs contre le choléra; du traitement de la cholérine; du traitement des prodromes et de la première période du choléra; du traitement du choléra déclaré; du traitement du choléra sporadique; du traitement des suites du choléra et de la convalescence; tableau complet des médicaments à consulter dans les diverses formes du choléra; tableau alphabétique de tous les symptômes cholériques avec édication des médicaments qui y répondent.

KALICKI (St. de). Le choléra, son traitement facile et infaillible mis à la portée de tout le monde, moyens de s'en préserver et de s'en guérir. Paris, 1853, in-8, 75 pages, avec 11 figures. *Au lieu de 2 fr.*   1 fr.

KÉRAUDREN (P.-F.). Mémoire sur le choléra-morbus de l'Inde. Paris, 1831, in-8, 39 pages.   1 fr. 50

LARREY (Le baron). Mémoire sur le choléra-morbus. Paris, 1831, in-8, 46 pages. 1 fr. 50

LECADRE. Histoire des trois invasions épidémiques du choléra-morbus au Havre, en 1832, 1848, 1849, 1853 et 1854. Paris, 1863, in-8, 89 pages.   2 fr. 50

LECADRE. Le choléra-morbus épidémique au Havre et dans l'arrondissement en 1865 et 1866. Gr. in-8, 34 pages.   1 fr.

LECOUPEUR. Du choléra épidémique, de sa préservation et de son traitement homœopathiques. Paris, 1854, in-8 de 43 pages.   1 fr. 50

LIMOUSIN (A.). Influence du choléra sur les maladies dans le cours desquelles il survient. Paris, 1859, in-8, 23 pages.   50 c.

LORAIN. Études de médecine clinique et de physiologie pathologique. Le choléra observé à l'hôpital Saint-Antoine par P. Lorain, professeur agrégé de la Faculté de médecine de Paris, médecin de l'hôpital Saint-Antoine. Paris, 1868, 1 vol. gr. in-8 de 220 pages avec planches graphiques, coloriées.   7 fr.

MACLOUGHLIN (David). Result of an inquiry into the invariable existence of a premonitary diarrhœa in cholera in a serie of communications to the Registrar general. London, 1854.   1 fr.

MACMICHAEL (W.). Rapport du Conseil de santé d'Angleterre sur la maladie appelée dans l'Inde : choléra spasmodique, et qui règne aujourd'hui dans le nord de l'Europe, suivi d'une Lettre adressée à sir H. Halfort sur la contagion du choléra. Paris, 1831, in-8, 100 pages.   2 fr. 50

MADIN. Considérations sur la nature et le traitement du choléra, 3e édition, accompagnée d'une carte. Paris, 1854, in-8, 80 pages.   2 fr. 50

MARTINENQ. Choléra de Toulon, appréciation des causes qui le rendirent si terrible, et moyens d'en atténuer les funestes effets en cas de réapparition. Paris, 1848, in-8, 72 pages.   2 fr.

MOREAU DE JONNÈS (A.). Rapport au Conseil supérieur de santé sur le choléra-morbus pestilentiel. Paris, 1831, 357 pages, 1 carte, demi-rel.   6 fr.

MOULIN (E.). Hygiène et traitement du choléra-morbus, coup d'œil historique sur l'épidémie de Paris de 1832. Paris, 1832, in-8, 38 pages.   1 fr. 50

NICAISE. Étude sur le choléra, manifestation de l'épidémie, anatomie pathologique. Paris, 1868, in-8, 56 pages.   2 fr.

NIOBEY (P.-Al.). Histoire médicale du choléra-morbus épidémique qui a régné en 1854 dans la ville de Gy. Paris, in-8 de 197 pages avec 1 plan.   3 fr.

NIVET (V.) et **AGUILHON** (H.). Notice sur l'épidémie de choléra-morbus qui a ravagé le département du Puy-de-Dôme en 1849. Paris, 1851, in-8.   1 fr. 50

OLINET. Considérations sur le choléra-morbus spasmodique. Paris, 1832, in-8, 16 pages. *Au lieu de 50 c.*   25 c.

OURGAUD. De la sidérose ou choléra-morbus et de son traitement par le valérianate de zinc. Pamiers, 1856, 34 pages.   50 c.

PAILLARD (H.). Histoire statistique du choléra-morbus qui a régné en France en 1832. Paris, 1832, in-8, 114 pages.   2 fr.

PARKIN (John). On the antidotal treatment of the epidemic cholera. London, 1846, in-8, 60 pages.   3 fr. 50

— Statistical report of the epidemic cholera in Jamaica. London, 1852, in-8, 61 p.   3 fr.

— The remote cause of epidemic diseases or the influence of volcanic action in the production of general pestilences, part II. London, 1853, in-8, 16 pages et 2 cartes.   50 c.

— L'Antidote du choléra asiatique. Paris, 1858, in-8, 61 pages.   2 fr.

PASCAL. Mémoire sur le choléra-morbus qui a régné épidémiquement à Metz. Paris, 1836, in-8.   4 fr.

PATRIX. Lettre sur le choléra-morbus observé à Paris, au faubourg Saint-Antoine. 1832, in-8.   50 c.

PERRUSSEL. La suette et le choléra épidémique traités par l'homœopathie, rapport à S. Exc. le ministre de l'agriculture, du commerce et des travaux publics. Paris, 1856, in-8 de 156 pages.   2 fr. 50

PERRY. Lettre sur le choléra, adressée au docteur Nuñez. Paris, 1855, in-8, 32 p.   1 fr.

PETIT (J.). Recherches sur la propagation, les causes, la nature et le traitement du choléra-morbus épidémique, suivies d'une statistique de l'épidémie observée en 1832 dans l'arrondissement de Sainte-Menehould. Sainte-Ménehould, 1848, in-8, 116 pages.   2 fr. 50

PETIT DE MAURIENNE (A.). Recherches sur les causes, la nature et le traitement du choléra, moyens d'en empêcher le développement en l'attaquant dans la première période, moyens de s'en garantir lorsqu'il règne d'une manière épidémique. Paris, 1837, in-8, 124 pages et 1 tableau.   3 fr.

PIORRY. Mémoire sur les causes occasionnelles qui ont spécialement agi dans l'épidémie du choléra observée en 1832 et principalement à l'hospice de la Salpêtrière, in-8, 1832. 1 fr.

PITET (P.). Du choléra-morbus épidémique et de son traitement curatif et préservatif. Paris, 1854, in-8 de 88 pages.   1 fr. 50

POZNANSKI (F. X.). De la nature, du traitement et des préservatifs du choléra. Paris, 1857, in-8, 51 pages,   2 fr.

POZNANSKI (F. X.). Diagnostic et traitement du choléra. Paris, 1867, in-12, 19 pag. 75 c.

PRÉVOST (L.-Ch.). Tableau graphique, états, notice et observations concernant les ravages occasionnés par le choléra-morbus dans le VIIIe arrondissement de Paris pendant la durée de cette épidémie en 1832. Paris, 1833, in-4.   18 f.

QUIN. Du traitement homœopathique du choléra, avec notes et appendice. Paris, 12 c in-8, 64 pages.

RABACHE (Ch.). Études, observations et recherches sur le choléra, sa cause et son remède Bordeaux, 1854, in-8.   75 fr

RAPPORT sur la marche et les effets du choléra-morbus dans Paris et le département de la Seine par la commision nommée par le gouvernement. Paris, 1834, in-4, avec un plan pour chacun des 48 quartiers de Paris.   10 fr.

RAPPORT et instruction pratique sur le choléra-morbus, rédigés et publiés d'après la demande du gouvernement par l'Académie royale de médecine. Paris, juin 1832, in-8, 32 pages. 2 parties in-8,   2 fr.
        La deuxième partie séparément. Paris, 1832, in-8.   1 fr.

RAYER. Recherches anatomiques sur le choléra-morbus. Paris, in-8, 40 pages.   1 fr.

RIPAULT. Quelques réflexions sur le choléra-morbus observé à l'Hôtel-Dieu de Paris, dans le service médical de M. Bally. Paris, 1832, in-8, 84 pages et 1 planche coloriée. 2 fr.

ROCHE (L. Ch.). Lettres à M. Amédée Latour sur le choléra, lettre 1 à 12. Paris, 1849 à 1856, in-8, relié.   7 fr.
        — Chaque lettre séparément.   1 fr.

ROCHOUX (J. A.). Notice sur le choléra-morbus en général et en particulier sur celui de Bicêtre. Paris, 1833, in-8. 87 pages.   1 fr. 50

ROUX (de Cette). L'homœopathie appliquée au traitement du choléra-morbus épidémique, observations recueillies en 1854 et 1855, avec un appendice sur la question des doses infinitésimales. Paris, 1857, in-8, 135 pages.   1 fr. 50

SOPHIANOPOULO. Relation des épidémies du choléra-morbus observées en Hongrie, Moldavie, Gallicie et à Vienne en Autriche dans les années 1831, et 1832, avec une Histoire générale de cette maladie et son traitement préservatif et curatif, avec des notes du professeur Broussais. Paris, 1832, in-8, 166 pages. *Au lieu de* 2 fr.   50 c.

TACHERON. Statistique médicale de la mortalité du choléra-morbus dans le XIe arrondissement de Paris pendant les mois d'avril à août 1832. Paris, 1832, in-8, 64 p. 1 fr. 50

THOMAS (P. F.). Recherches sur le choléra asiatique observé en Amérique et en Europe. Paris, 1857, in-8. *Au lieu de* 3 fr. 50.   50 c.

TOURRETTE. Du traitement curatif du choléra-morbus épidémique et de sa prophylaxie, suivi de quelques réflexions sur son mode de transmission. Paris, 1853, in-8, 36 p. 1 fr.

TURCK (Léopold). Du choléra et des moyens de le prévenir. Paris, 1855, in-8, 8 p. 50 c.

VARLEZ. Coup d'œil sur le choléra-morbus asiatique, traitement préservatif et curatif de cette maladie. Bruxelles, 1848, in-12, 76 pages.   1 fr. 50

VASSAL Considérations physiologiques et cliniques sur le choléra-morbus épidémique. Paris, 1833, in-8, 76 pages.   1 fr.

VERDÉ DE LISLE. Traité théorique et pratique du choléra-morbus ou recherches sur la nature, le siége, les symptômes et le traitement de cette maladie, ainsi que les règles hygiéniques à observer pour se préserver de l'épidémie, 3e édition. Paris, 1848, in-8, 56 pages.   1 fr. 50

VOISIN. Mémoire sur le choléra-morbus observé à l'hôpital Saint-Louis. Paris, 1832, in-8, 56 pages.   1 fr. 50

VOIZOT. Réflexions sur le choléra asiatique contenant un essai sur la dynamique des épidémies et quelques moyens de les atténuer par la purification de l'air. Dijon, juin 1855, in-8, 79 pages et 1 planche.   2 fr.

www.ingramcontent.com/pod-product-compliance
Ingram Content Group UK Ltd.
Pitfield, Milton Keynes, MK11 3LW, UK
UKHW022220120726
13694UKWH00002B/629